Histaminintoleranz

Das Histaminintoleranzkochbuch mit hilfreichen Tipps

65 Rezepte

Histaminarme Rezepte für mehr Wohlbefinden

1.Auflage
Food Balance

Inhaltsverzeichnis

Einleitung

Ich heiße Sie herzlich willkommen in diesem Buch, in welchem ich die Histaminintoleranz unter die Lupe nehme. Immer mehr Personen leiden an dieser Krankheit, die ihr Leben so deutlich verändert und dabei so mysteriös und unklar ist.

Ich danke Ihnen herzlich dafür, sich zu dem Kauf dieses Buches entschieden zu haben und hoffe, dass ich Ihnen in den folgenden Kapiteln einen tieferen Einblick in diese Intoleranz gewähren kann, sodass Sie die Zusammenhänge dieser Krankheit besser verstehen können und in einen geordneten Alltag zurückfinden.

In einer Zeit, in welcher die Medizin stetig fortschreitet, könnte man meinen, dass bereits alle Krankheiten bis ins Detail analysiert und erforscht seien. Doch täglich tauchen neue Krankheiten auf und bringen Unsicherheit und Unkenntnis mit sich.

Hinzu kommt die Lebensmittelindustrie, welche ununterbrochen neue Produkte auf den Markt bringt. Die Veränderung von Herstellungsprozessen ist eigentlich als Profitsteigerung gedacht. Unbemerkt bleiben hierbei jedoch oft die Konsequenzen für den menschlichen Körper. Diese treten mit der Zeit immer stärker in den Vordergrund, sind jedoch in den meisten Fällen nicht unmittelbar mit bestimmten Lebensmitteln oder Produkten in Zusammenhang zu bringen. Diese Schwierigkeiten bergen ganz neue Probleme für die Betroffenen, jedoch ebenso für die Ärzte, denen es schwer fällt, die Symptome den bestimmten Inhaltsstoffen zuordnen zu können.

Aus diesem Grund werden ständig neue Untersuchungsmethoden herausgearbeitet, um dem Patienten möglichst genau sagen zu können, welche Allergie oder Intoleranz vorliegt. Dies ist aber gar nicht so einfach. Mittlerweile herrschen neben Laktose- oder Glutenintoleranz, die noch relativ bekannt sind, eine Vielzahl anderer Krankheiten und Beschwerden, die so spezifisch sind, dass sie in vielen Fällen nicht auf den ersten Blick erkannt werden können.

Eine dieser Intoleranzen, die noch relativ unbekannt ist, jedoch rund 1 bis 2 Prozent der deutschen Bevölkerung betrifft und darüber hinaus auf Grund ihrer weit gefächerten Symptome nicht immer eindeutig zuzuordnen ist, ist die Histaminintoleranz. Die Betroffenen sind zu 80 Prozent Frauen, meist rund um die Wechseljahre. In diesem Buch werde ich versuchen, Ihnen einen umfangreichen Überblick zu geben, damit Sie sich mit dieser Intoleranz näher auseinandersetzen können und ein besseres Bild davon erhalten, was im Falle einer solchen Intoleranz auf Sie als betroffene Person oder auf einen betroffenen Bekannten zukommen wird.

Was ist Histamin?

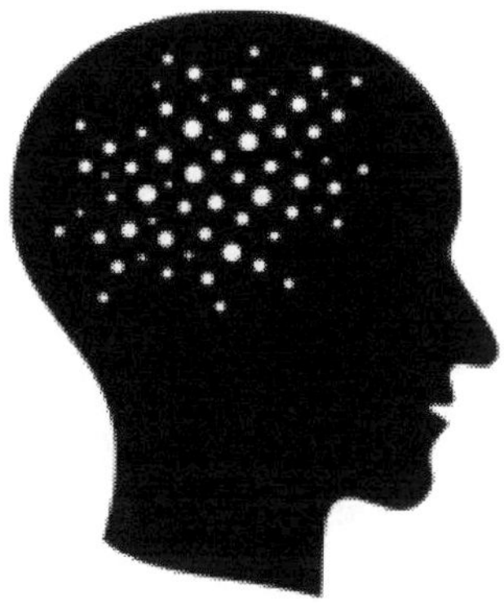

Histamin ist ein Botenstoff, der sowohl im menschlichen Körper selbst hergestellt wird, als auch durch bestimmte Lebensmittel aufgenommen wird. Biochemisch ist Histamin als biogenes Amin einzuordnen und gehört somit zu den Abbauprodukten der Aminosäuren. Es kommt sowohl in menschlichem, als auch in tierischem Gewebe vor und ist darüber hinaus in so gut wie allen Lebensmitteln enthalten. Jedoch in unterschiedlicher Menge und Konzentration. Im Körper hat Histamin eine wichtige Rolle, es unterstützt die Immunabwehr, ist ein Neurotransmitter, wirkt blutdrucksenkend, erhöht die Lernfähigkeit und stimuliert die Magensaftsekretion. Histamin ist darüber hinaus maßgeblich dafür verantwortlich, dass Verletzungen anschwellen und allergische Reaktion wie Juckreiz und Schmerz auftreten.

In seiner Wirkung wird es von Vitamin B und Vitamin C unterstützt. Unter normalen Umständen wird Histamin im Körper von dem körpereigenen Enzym Diaminoxidase (DAO) abgebaut.

Histamin ist ein natürlicher Stoff, der an so gut wie allen Orten auftritt und in beinahe allen Nahrungsmitteln enthalten ist. Exogenes Histamin wird direkt durch die Lebensmittel in den Körper geschleust. Darüber hinaus gibt es Nahrungsmittel, welche selbst kaum Histamin enthalten, im Körper jedoch das körpereigene Histamin freisetzen und deshalb als Histaminliberatoren bezeichnet werden.

Wie Sie sicher merken, kommt Histamin in so gut wie allen Lebensmitteln in irgendeiner Form vor. Dies ist eigentlich etwas ganz normales, wird jedoch problematisch, sobald eine Intoleranz auftritt. Darüber hinaus findet Histamin im Körper an zahlreichen, ganz unterschiedlichen, Stellen seinen Einsatz. Aus diesem Grund fallen auch die Symptome einer Intoleranz sehr unterschiedlich aus. Es kann nicht von vornherein gesagt werden, welche konkreten Symptome eine Histaminintoleranz hat. Dies ist von Person zu Person verschieden. Daraus entspringt jedoch auch das Problem, dass eine Histaminintoleranz nicht leicht zu erkennen ist. Sie selbst oder Ihr behandelnder Arzt können auf Grund Ihrer Beschwerden eine Vermutung anstellen, eine genaue Diagnose kann jedoch erst nach gründlichen Untersuchungen gemacht werden. Falls der Verdacht auf eine Histaminintoleranz besteht, so steht Ihnen ein langer Weg bevor, an dessen Beginn in den meisten Fällen eine drastische Ernährungsumstellung steht, mit deren Hilfe die Lebensmittel, die Ihnen besondere Beschwerden bereiten, erkannt werden sollen.

Überblick der Funktionen

- Unterstützt die Immunabwehr
- Wirkt blutdrucksenkend
- Erhöht die Lernfähigkeit
- Stimuliert die Magensaftsekretion.
- Verantwortlich das Verletzungen anschwellen und allergische Reaktion wie Juckreiz und Schmerz auftreten.
- Regulation unseren Appetit
- Beeinflusst den Rhythmus von unseren Schlaf-und Wachzustand.

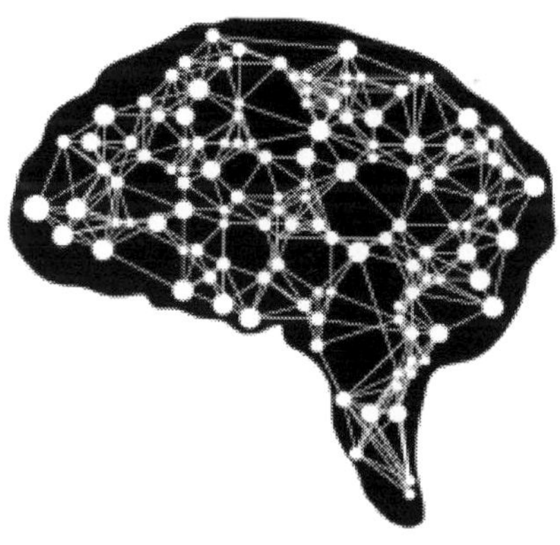

Zeichen einer Intoleranz

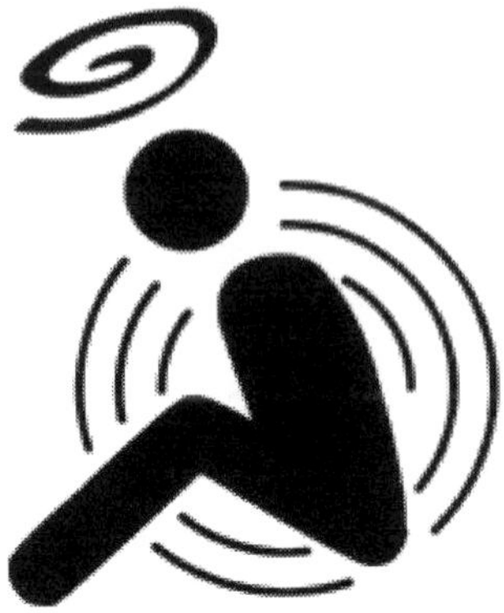

Wie im letzten Kapitel bereits angesprochen, können die Symptome, welche in Verbindung mit einer Histaminintoleranz auftreten, sehr unterschiedlich ausfallen. Es handelt sich nicht um eine Krankheit, welche an einer bestimmten Körperstelle deutlich wird und deshalb eindeutig zuzuordnen ist. Vielmehr ist sind die Symptome so weit gestreut, dass eine sofortige Diagnose auszuschließen ist.

Bei Unverträglichkeiten, welche mit Lebensmitteln zu tun haben, ist die Feststellung des eigentlichen Problems meist ein langwieriger Prozess. Dies ist auch bei einer Histaminintoleranz nicht anders, da andere Unverträglichkeiten erst einmal ausgeschlossen werden müssen.

Da es sich bei der Histaminintoleranz nicht um eine Allergie handelt, können auch keine allergenen Antikörper im Blut gefunden werden. Die Zeichen für eine Intoleranz auf Histamin sind auch nicht unbedingt direkt mit Magenbeschwerden verbunden, denn zu den häufigen Symptomen gehören neben Verdauungsbeschwerden auch Husten, Kopfschmerzen, Hautausschläge, Nesselsucht oder eine laufende Nase.

Es kann somit auch erst vermutet werden, dass eine Allergie vorliegt, eine Erkältung zugeschlagen hat oder ein Gericht einfach nur schwer bekömmlich ist.

Sie sehen, die Symptome sind so weit gefächert, dass selbst ein Spezialist nicht sofort auf eine Histaminintoleranz schließen kann. Lassen Sie sich jedoch nicht entmutigen, auch wenn eine eindeutige Diagnose zahlreiche Untersuchungen erfordert und einige Wochen in Anspruch nehmen kann, so lohnt es sich doch, diese Strapazen auf sich zu nehmen. Chronische Beschwerden, deren Ursachen nicht bekannt sind, haben nicht nur Auswirkungen auf Ihre Stimmung und Ihr Gemüt, sondern können im menschlichen Körper bleibende Schäden verursachen.

Dies soll Ihnen jedoch keine Angst machen oder Sie entmutigen. Wie andere Intoleranzen auch, kann eine Histaminintoleranz heutzutage mit Hilfe einer Ernährungsumstellung und medikamentöser Behandlung gut in den Griff bekommen werden.

Interessant ist auch, dass es sich bei den Betroffenen weitestgehend um **Frauen in den Wechseljahren** handelt. Eine Intoleranz muss somit nicht bis ans Ende Ihres Lebens bestehen sondern kann auch nach einiger Zeit wieder verschwinden.

Überblick der Symptome

- **Sehr unspezifisch**
- Nicht klar abgrenzbar
- Verdauungsbeschwerden
- Husten
- Kopfschmerzen
- Hautausschläge
- Nesselsucht
- Laufende Nase
- Chronische Beschwerden
- Müdigkeit und Schlafstörungen
- Wassereinlagerungen
- Depressive Verstimmung

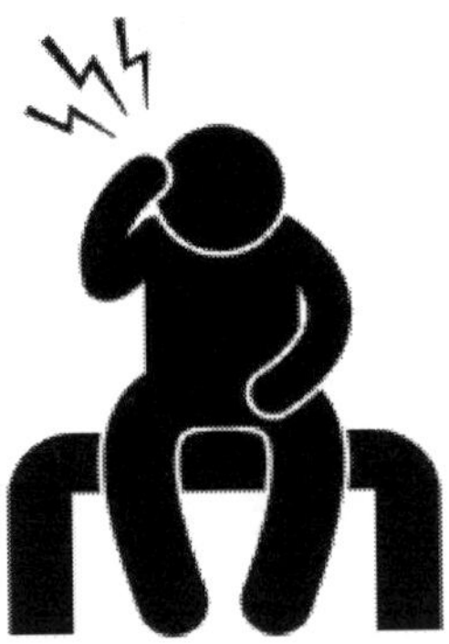

Ursachen einer Intoleranz

Wie im letzten Kapitel bereits angesprochen, sind besonders häufig Frauen von einer Histaminintoleranz betroffen. Der Grund hierfür konnte noch nicht geklärt werden. Doch da die Intoleranz besonders in den Wechseljahren auftritt, vermuten Wissenschaftler, dass sie mit dem Hormonhaushalt des Körpers zusammenhängt.

Unterschieden wird zwischen einer kurzfristigen oder einer langfristigen Intoleranz. Die kurzfristige Histaminintoleranz kann durch eine Fischvergiftung, anhaltenden Stress, Alkohol oder Medikamente hervorgerufen werden. Wird Histamin zu einem bestimmten Zeitpunkt in großen Mengen aufgenommen oder durch bestimme Nahrungsmittel im Körper ausgeschüttet, so kann es nicht schnell genug von dem körpereigenen Hormon DAO gespalten werden. Der Körper reagiert mit einer Intoleranz, welche im schlimmsten Fall und bei einem sehr hohen Histaminspiegel, sogar tödlich enden kann.

Die Probleme können jedoch auch chronisch sein. Die konkreten Gründe und Ursachen, welche zu einer Intoleranz führen, sind noch nicht bekannt. Das Histamin spielt im Körper eine solch komplexe

Rolle, dass die genauen Zusammenhänge in vielerlei Hinsicht noch nicht erforscht werden können.

Darüber hinaus handelt es sich, wie bereits beschrieben, nicht um eine Allergie. Eine Histaminallergie gibt es somit nicht. Histamin ist jedoch als Botenstoff im Körper mit allergischen Reaktionen desselben direkt verbunden. Aus diesem Grund helfen histaminhemmende Medikamente, da sie den Botenstoff aufhalten und somit auch die Reaktionen des Körpers einschränken und stark abschwächen. Sie bekämpfen jedoch nicht die Ursachen sondern hemmen lediglich das Histamin im Körper für einen bestimmten Zeitraum.

Chronische Probleme treten auf, wenn im Körper nicht ausreichend DAO hergestellt wird und deshalb auch normale Mengen an Histamin, welche bei einer durchschnittlichen Mahlzeit aufgenommen werden, nicht gespalten und verarbeitet werden können. Da die Beschwerden von leichten Verdauungsproblemen bis hin zu starken Hautausschlägen reichen können, muss für jede Person unabhängig herausgefunden werden, wie viel Histamin sie verträgt, auf welche Nahrungsmittel sie besonders stark reagiert und über welchen Zeitraum die Intoleranz bestehen bleibt. Dies ist für jeden Betroffenen ein ganz individueller Prozess, welcher mehrere Wochen in Anspruch nehmen kann.

Kurzfristige Intoleranz	**Chronischer Verlauf**
• Fischvergiftung • Anhaltender Stress • Alkohol oder Medikamente	• Unbekannt • Veränderung des Hormonspielgels? • Chronischer Alkohol?

Krankheitsverlauf

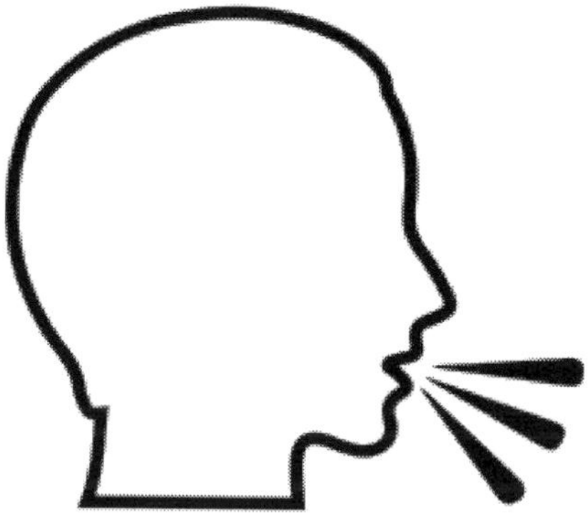

Der Krankheitsverlauf ist ebenso individuell wie die Symptome der Intoleranz. Selbstverständlich ist es umso besser, desto schneller eine Intoleranz festgestellt werden kann. Auch wenn das erhöhte Histamin, welches nicht optimal abgebaut werden kann, auf den ersten Blick keinen anhaltenden Schaden verursacht, so kann es doch zu Folgeschäden kommen, die nicht unterschätzt werden sollten. Tritt auf Grund einer Intoleranz ein starker Hautausschlag auf, so kann dieser durch die richtigen Essgewohnheiten und eine medikamentöse Behandlung zwar eingedämmt werden, bis zu dem Zeitpunkt kann es jedoch bereits zu Entzündungen gekommen sein, welche auch nach dem Erkennen der Intoleranz nicht ohne weiteres behoben werden können.

Treten Kopfschmerzen über Wochen hinweg geradezu rund um die Uhr auf, so hat dies nicht nur Auswirkungen auf die Psyche und Produktivität der betroffenen Person. Es kann zu starken Einschränkungen im Familien- und Berufsleben kommen, welche sich negativ auf die Lebensqualität des Menschen auswirken.

Darüber hinaus tritt eine Histaminintoleranz besonders häufig in den Wechseljahren auf und somit in einer Zeit, in welcher der weibliche Körper stark strapaziert ist und mit vielen Veränderungen zu kämpfen hat. Kommt dann eine solche Intoleranz hinzu, so ist dies nicht nur psychisch schwer zu verkraften. Auch für den Körper ist eine solche Krankheit kein leichtes Hindernis.

Beruhigend ist jedoch, dass die Intoleranz durch eine gezielte Ernährung durchaus eingedämmt werden kann, sodass kaum bis gar keine Beschwerden mehr auftreten. Der Prozess bis zu diesem Ergebnis kann jedoch lang sein und mehrere Monate in Anspruch nehmen. Meist werden bereits mehrere Wochen benötigt, um eine Histaminintoleranz überhaupt sicher feststellen zu können. Es besteht Verwechslungsgefahr mit anderen Intoleranzen, welche erst einmal ausgeschlossen werden müssen.

Darüber hinaus muss sich der Körper erst einmal an die Ernährungsumstellung gewöhnen und es können Tage, ja sogar Wochen vergehen, ehe klare Aussagen gemacht werden können.

Überblick Verlauf

- Verlauf ist sehr individuell
- Kann Jahre lang nicht erkannt werden.
- Tritt meistens in den Wechseljahren auf.
- Je eher die Intoleranz erkannt wird, desto besser.
- Psychische Probleme können auftreten.

Tests und Untersuchungen

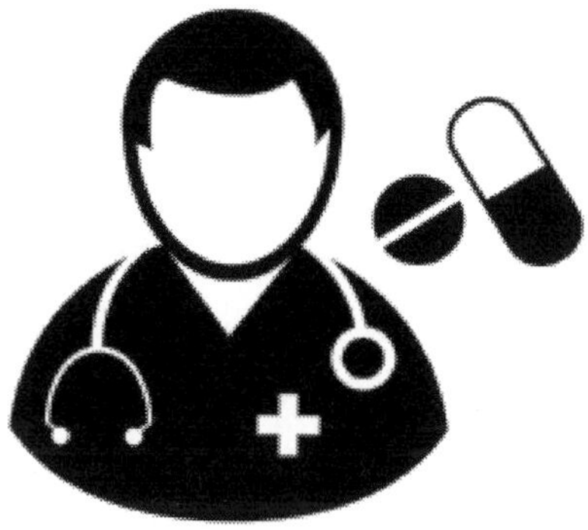

Am Anfang einer eingehenden Untersuchung steht immer ein vertrauenswürdiger Arzt. Es ist sehr wichtig, dass Sie mit sich auf Ihren behandelnden Arzt verlassen können und sich zu jedem Zeitpunkt sicher sein können, dass Ihre Beschwerden und Schilderungen ernst genommen und nicht als übertriebene Erzählungen abgestempelt werden. Besonders in den Wechseljahren durchläuft der weibliche Körper eine Vielzahl an Veränderungen, mit welchen einige Frauen weniger stark zu kämpfen haben als andere. Viele Ärzte neigen jedoch dazu, in Stress und Sorgen die Ursache für die geschilderten Probleme zu erkennen.

Dies stimmt sicherlich teilweise, denn Stress und andere Sorgen oder Ängste schwächen den Körper und haben sicherlich keine positive Wirkung auf die zahlreichen Veränderungen, welche der weibliche Körper in dieser strapaziösen Zeit durchläuft. Sie sind jedoch nicht der Grund für alle Krankheiten oder Reaktionen, die in dieser Zeit auftreten. Aus diesem Grund ist es besonders wichtig, dass Ihr Arzt Sie ernst nimmt und der Ursache für Ihre widersprüchlichen Symptome auf den Grund geht. Dies wirkt sich nicht nur positiv auf Ihr Gefühl und Ihre Psyche aus. Auf diese Weise kann nach zahlreichen Untersuchungen letztendlich festgestellt werden, was Sie wirklich haben und wie Sie gegen die Ursache Ihrer Beschwerden angehen können.

Ab dem Moment, wenn Sie mit der Ernährungsumstellung beginnen, sollte bereits eine Besserung deutlich werden. Es wird jedoch noch einige Wochen dauern, bis Sie und Ihr Arzt herausfinden konnten, welche Lebensmittel Ihnen besondere Beschwerden bereiten und welche Sie vielleicht in Ihre tägliche Ernährung wieder aufnehmen könnten. Sobald Ihr ganz persönliches Ernährungskonzept jedoch steht, sollten die Symptome der Intoleranz recht schnell abebben und verschwinden.

Es kann kein Allergietest gemacht werden, um die Histaminintoleranz festzustellen. Aus diesem Grund gibt es bisher nur die Möglichkeit, durch eine radikale Veränderungen der Essgewohnheiten und eine strikte Diät festzustellen, ob Sie sich mit einer histaminarmen Ernährung besser fühlen. Nach und nach werden dann Blutuntersuchungen gemacht, mit deren Hilfe der Histaminspiegel in Ihrem Blut bestimmt werden kann. Es handelt sich hierbei jedoch um sehr umfangreiche Untersuchungen, die mit äußerster Vorsicht vorgenommen werden müssen, da das Blut sonst manipuliert wird und keinen Aufschluss mehr über die Histaminintoleranz geben kann.

Untersuchungen im Überblick

Richtigen Arzt finden: Im Allergiezentrum nachfragen.

Untersuchung der Darmflora: Wenn es zu einer Überproduktion von Histamin im Darm entsteht, kann dieses mittels einer Stuhlprobe untersucht werden. Zusätzlich können mittels einer Stuhlprobe auch andere Faktoren ausgeschlossen werden (Pilze etc.).

Bluttest 1: Mittels eines Bluttests kann der Wert des DAO-Enzym bestimmt werden und somit ein Enzymmangel geprüft werden. (Niedriger Wert = Histaminunverträglichkeit aufgrund eines Mangels des DAO-Enzyms?)

Bluttest 2: Die Bestimmung des Tryptase-Werts kann Auskunft geben, ob die Mastzelle betroffen ist.

Auslassdiät: Ernährungsumstellung, d.h. Lebensmittel aus dem Speiseplan nehmen die histaminreich (siehe Tabelle) sind oder von denen Sie den Verdacht haben, das Sie Probleme hervorrufen.

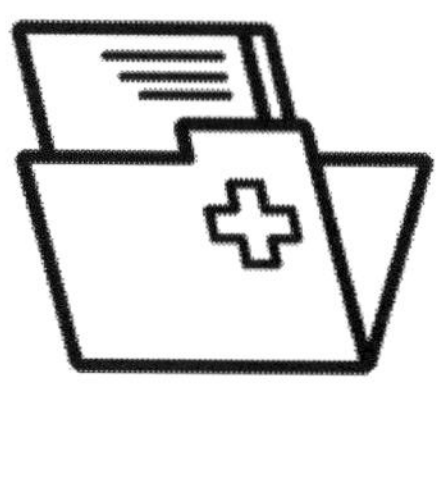

Therapiemöglichkeiten

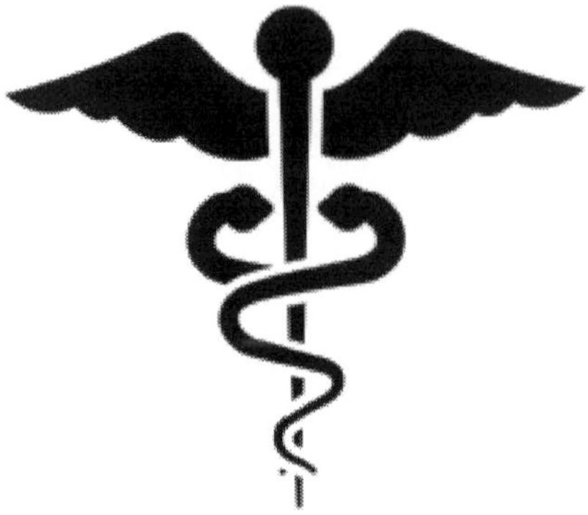

Es gibt zwei Therapiemöglichkeiten, die eine basiert auf einer **Ernährungsumstellung**, die andere auf einer **medikamentösen Behandlung**. Die strikte Diät sieht vor, dass nur möglichst histaminarme Nahrungsmittel verzehrt werden, sodass der Histaminspiegel im Körper nicht ansteigt. Hierzu ist eine sehr detaillierte und gut durchdachte Ernährung notwendig, da Histamin nicht nur direkt in Lebensmitteln vorkommt. Es gibt auch Nahrungsmittel, welche zwar selbst keinen hohen Histamingehalt haben, jedoch im Körper histaminliberierend wirken und somit dafür sorgen, dass im Körper Histamin freigesetzt wird. Aus diesem Grund müssen sowohl Nahrungsmittel mit hohem Histamingehalt, als auch histaminliberierende Lebensmittel aus dem Ernährungsplan gestrichen werden. Dies klingt im ersten Moment sehr strikt, ist jedoch notwendig, um eindeutig erkennen zu können, welche Lebensmittel eine starke negative Wirkung haben und welche nach und nach wieder in die Ernährung aufgenommen werden können.

Darüber hinaus gibt es eine medikamentöse Behandlung mit Hilfe von Histaminblockern. Diese bewirken, dass das Histamin aus den

Nahrungsmitteln weniger stark ausgeschüttet wird. Auch Medikamente, welche das Enzym DAO unterstützen, können während einer Histaminintoleranz helfen.

In den meisten Fällen werden die unterschiedlichen Therapien gemischt und dabei ganz individuell auf die Bedürfnisse und Probleme des einzelnen Patienten abgepasst. Die einzelnen Verhältnisse von Ernährungstherapie und Medikamenten können so unterschiedlich sein, dass es keine allgemein gültige Lösung gibt. Dies ist der Grund, weshalb es überaus wichtig ist, dass Sie Ihrem Arzt vertrauen können. Und auch Ihrem Arzt muss es während dieses Prozesses darum gehen, Ihre Gesundheit vollkommen wieder her zu stellen. Auch kleine Symptome, die im ersten Moment nicht wichtig zu sein scheinen, können weitreichende Folgen mit sich bringen und auf lange Sicht Schäden verursachen.

Was können Sie selber tun?

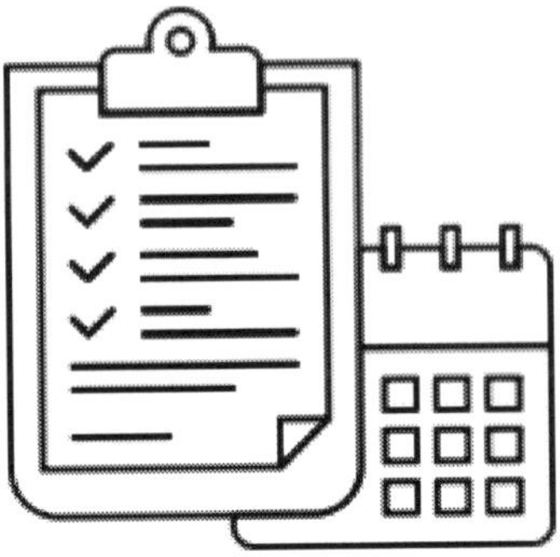

Eine Histaminintoleranz steht in starkem Zusammenhang zu der gesamten Ernährung. Das ist jedoch nicht alles. Auch auf andere Bereiche des Alltags hat eine solche Intoleranz Auswirkungen. Zunächst einmal kommt dies durch die Wirkung und die Beschwerden, die mit dieser Intoleranz einhergehen. Nicht selten kommt es dazu, dass die betroffene Person auf Grund ihrer Schmerzen an Lebenslust verliert. Auch die chronischen Probleme, die mit der Histaminintoleranz einhergehen, können langfristige Folgen haben.

Einige Patienten leiden an Verdauungsbeschwerden. Wenn diese nicht allzu schlimm sind, dann werden sie in vielen Fällen erst einmal gar nicht ernst genommen und als ungefährlich abgestempelt. Doch wenn diese Beschwerden einige Wochen anhalten und keine Besserung in Sicht ist, so schlagen sie nicht nur aufs Gemüt. Sie verändern den gesamten Alltag eines Menschen. Solange noch keine konkrete Intoleranz festgestellt wurde beginnt die betroffen Person, vor dem Essen im allgemeinen Angst zu bekommen und sich unwohl zu fühlen. Die Lust auf einen Restaurantbesuch schwindet und das Essen verliert seinen Reiz. Dennoch ist der Gang zum Arzt nicht immer leicht, denn die Histaminintoleranz ist relativ unbekannt und so dauert es meist eine ganze Weile, bis der Verdacht auf diese spezifische Intoleranz aufkommt.

Obwohl die Behandlung meist mit Medikamenten einhergeht, gibt es doch einige sehr entscheidende Dinge, die Sie selbst zu Ihrer Gesundheit beitragen können. Dazu gehört eine gezielte Ernährungsumstellung, da die größte Menge an Histamin von außen durch die Lebensmittel aufgenommen wird.

Doch Histamin gelangt jedoch nicht nur von außen in den Körper, es ist bereits im Körper vorhanden. Bestimmte Tätigkeiten, wie beispielsweise eine starke körperliche Betätigung oder Ausdauersport wird körpereigenes Histamin ausgeschüttet, welches unter normalen Umständen innerhalb kurzer Zeit abgebaut wird. Bei einer Intoleranz ist dies jedoch nicht möglich, sodass es zu Beschwerden kommen kann.

Menschen mit einer Histaminintoleranz müssen deshalb vorsichtiger sein und mit ihrem Arzt absprechen, welche Sportarten in welcher Weise ausgeübt werden können.

Es kann beängstigend sein, wenn eine Histaminintoleranz festgestellt wird. Denn dies bedeutet einen langwierigen Prozess der Genesung. Es handelt sich dabei nicht um eine Krankheit, die mit Hilfe von Medikamenten bekämpft und somit ganz beseitigt werden kann. Vielmehr helfen die Medikamente, die das Enzym DAO bei der Spaltung des Histamins unterstützen oder die Freisetzung des Histamins dämmen, die Symptome zu lindern. Die Intoleranz wird hierdurch jedoch nicht dauerhaft bekämpft. Es wird jedoch festgestellt, dass eine solche Histaminintoleranz meist nicht lebenslang anhält. Sie kann nach einigen Jahren wieder verschwinden.

Darüber hinaus haben Untersuchungen ergeben, dass die Intoleranz während einer Schwangerschaft nachlässt. Dies geschieht, weil der Körper in dieser Zeit besonders große Mengen an DAO produziert, um den heranwachsenden Embryo zu schützen. Die Symptome tauchen kurz nach der Schwangerschaft jedoch wieder auf.

Die wirkungsvollste Methode, um gegen Symptome und Beschwerden anzugehen ist jedoch eine strikte Diät. Denn die größten Mengen an Histamin werden durch die Lebensmittel aufgenommen. Eine Ernährungsumstellung ist jedoch eine schwierige Angelegenheit, die meist nicht an fehlendem Wissen, sondern an mangelnder Motivation und Disziplin scheitert. In den nächsten Kapiteln werde ich Ihnen deshalb eingehend erklären, worauf Sie bei einer histaminarmen Diät zu achten haben und mit Hilfe welcher Tricks es Ihnen gelingen wird, eine solche Ernährungsumstellung auch langfristig durchzuhalten.

Wie sieht eine Ernährungsumstellung aus?

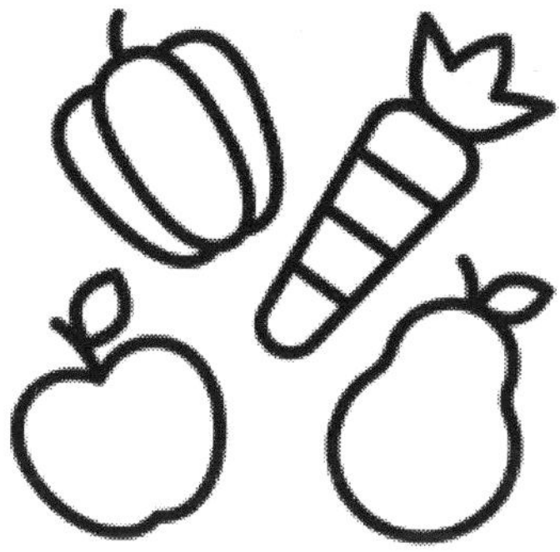

Sobald Ihr Arzt den Verdacht auf eine Histaminintoleranz hat, wird er Ihnen dazu raten, eine histaminarme Diät zu beginnen. Da Ihr Körper entweder nicht genug DAO produziert oder aber das Enzym auf Grund eines Problems nicht in der Lage ist, das Histamin zu spalten, muss versucht werden, so wenig wie möglich von diesem Eiweiß zu sich zu nehmen. Ähnlich wie bei einer anderen Intoleranz auch, werden hierfür die Lebensmittel mit einem besonders hohen Histamingehalt von der Liste der Nahrungsmittel gestrichen. Diese Diät ist sehr strikt und muss konsequent durchgeführt werden, ist jedoch sehr wirkungsvoll.

Die Art und Weise der Einführung der neuen Ernährung ist von Person zu Person unterschiedlich und steht in direktem Zusammenhang zu den jeweiligen Symptomen. Die Umstellung beginnt meist sobald der Verdacht auf eine Intoleranz besteht. Ab diesem Zeitpunkt muss die betroffene Person auf histaminreiche Lebensmittel verzichten, um überhaupt feststellen zu können, um es sich tatsächlich um eine solche Intoleranz handelt, oder ob eine andere Krankheit vorliegt. Verschwinden die Beschwerden oder schwächen deutlich ab, so kann darauf geschlossen werden, dass es sich wirklich um eine Histaminintoleranz handelt. Die Ernährung wird dann eine Zeit lang beibehalten, bis Ihr Arzt Ihnen dazu rät, langsam einzelne Lebensmittel wieder einzuführen.

Die Ernährungsumstellung muss schnell geschehen und konsequent sein. Nur so kann beobachtet werden, wie die Symptome in direktem Zusammenhang mit der Ernährung abklingen. Es handelt sich somit nicht um eine schrittweise Umstellung, sondern um eine abrupte Umstellung. Bereits nach wenigen Tagen und Wochen werden Sie merken, dass Ihre Symptome verschwinden. Dies ist stets abhängig von der Art der Beschwerden. Hautausschläge brauchen einige Zeit, bis sich die Haut regeneriert hat und die unschönen Flecken und der Juckreiz vollkommen verschwunden sind. Andere Symptome hingegen, wie beispielsweise Kopfschmerzen, klingen bereits ab, sobald weniger Histamin eingenommen wird.

Im Grunde genommen ist eine Ernährungsumstellung in der Theorie einfach. Alle Lebensmittel mit mittlerem und hohem Histamingehalt werden von der Speisekarte gestrichen. Die Praxis ist jedoch nicht immer so einfach. Denn in vielen Restaurants sind die Möglichkeiten, an histaminarme Gerichte zu kommen, sehr eingeschränkt. Und auch im eigenen Alltag und im Familienleben wird Ihnen auffallen, dass es Ihnen besonders am Anfang nicht immer ganz einfach fällt, die richtigen Alternativen zu finden. Doch mit der Zeit wird dies immer besser, denn Sie gewöhnen sich an die bestimmten Lebensmittel und finden sich damit ab, dass Sie sich an eine besondere Ernährung halten müssen, um keine Beschwerden zu haben.

Welche Lebensmittel Sie anschließend in geringen Mengen wieder zu sich nehmen können und in welcher Reihenfolge dies geschehen soll, dass wird Ihnen Ihr Arzt zum gegebenen Zeitpunkt sagen.

Welche Lebensmittel werden nicht vertragen?

Nachdem ich in den letzten Kapiteln deutlich gemacht habe, welche tragende Rolle der Ernährungsumstellung bei einer Histaminintoleranz zukommt, werde ich in diesem Kapitel darauf eingehen, welche Lebensmittel sich bei dieser Diät eignen und welche auf Grund ihres hohen Histamingehalts nicht vertragen werden.

Es gibt **zwei Arten** von Nahrungsmittel, die sich während einer Histaminintoleranz negativ auswirken. Zum einen gibt es Lebensmittel, die selbst über hohe Mengen an Histamin verfügen. Dieses Histamin gelangt direkt in den Körper und kann bei einer Intoleranz nicht abgebaut werden. Hinzu kommen jedoch noch Nahrungsmittel, welche zwar selbst kaum Histamin enthalten, jedoch liberierend im Körper wirken. Sie sorgen dafür, dass körpereigenes Histamin freigesetzt wird. Auf beide Arten von Lebensmitteln muss während einer histaminarmen Diät verzichtet werden.

Grundsätzlich gilt, dass frische Lebensmittel einen geringeren Histamingehalt haben als solche, die lange lagern oder reifen. Aus diesem Grund werden Sie während einer solchen Diät besonders frische Lebensmittel verzehren und zubereiten.

Zu den Lebensmitteln mit geringem Histamingehalt, die sich für Ihre Ernährung eignen, gehören frische Käse, die keinen langen Reifeprozess hinter sich haben. Dies sind zum Beispiel Butterkäse und Schafskäse. Hinzu kommen frische Fleisch- und Fischprodukte. Dies können Rindfleisch oder fangfrischer Fisch sein, ebenso wie Geflügel und Wildfleisch.

Dann gibt es die Gruppe der Lebensmittel, die zwar selbst kaum Histamin aufweisen, jedoch das DAO blockieren, sodass es das aufgenommene Histamin nicht im Darm spalten kann. Außerdem gibt es solche Nahrungsmittel, die für die Ausschüttung des körpereigenen Histamins sorgen. Sie werden als Histaminliberatoren bezeichnet. Zu dieser Gruppe gehören Zitrusfrüchte, Ananas, Kiwi, Erdbeeren, Himbeere, Birnen, Bananen, Meeresfrüchte, Hülsenfrüchte, Champignons, Tomaten, Walnüsse, Cashewnüsse und Weizenkeimlinge.

Sie sehen, diese Nahrungsmittel decken bereits ein großes Spektrum der Lebensmittel ab, die eine gewöhnliche Ernährung ausmachen. Aus diesem Grund wird die Histaminintoleranz auch oft als Diät bezeichnet, bei der alles weggelassen werden muss, was Spaß macht.

Nahrungsmittel mit einem mittleren Histamingehalt sind beispielsweise Thunfisch, Sardinen und Sardellen, Avocado, Tomaten, Spinat, Aubergine, Käse mit mittlerer Reife, wie holländischer Käse und Mondseer. Außerdem Weißwein.

Die zweite Lebensmittelgruppe besteht aus Nahrungsmitteln mit hohem Histamingehalt. Wie bereits beschrieben gehören hierzu vor allem Lebensmittel, die einen langen Reifeprozess haben. Das sind zum Beispiel Rotwein, Sekt, Champagner und Bier. Doch auch Sauerkraut kommt nicht um einen hohen Histamingehalt herum. Darüber hinaus gehören zu dieser Gruppe der Lebensmittel alle Fleisch- und Fischprodukte, die lange reifen oder lagern. Dazu gehören eingelegte Sardellen, geräucherte Makrele, Salami, Schinken und Wurst. Hinzu kommen alle gereiften Käsesorten wie Roquefort, Parmesan, Edamer, Bergkäse, Camembert, Raclettekäse und Tilsiter.

Je länger ein Produkt aufbewahrt wird, desto mehr Histamin wird freigesetzt, da durch den Zerfallsprozess mehr Proteine in Histamin umgewandelt werden. Daher sollte man vor allem Fleisch und Fisch sofort verwerten und von leicht verderblichen Produkten Abstand halten.

Die meisten frischen Gemüsesorten sind jedoch ungefährlich und rufen keine neuen Beschwerden hervor. Eine histaminarme Ernährung wird deshalb immer voraussetzen, dass Sie viele Gerichte frisch zubereiten.

Es ist ebenfalls unbedenklich, frisches Fleisch oder Fisch einzufrieren. Aus diesem Grund können Sie durchaus Ihre frischen Fleischprodukte einfrieren, um sie zu einem späteren Zeitpunkt zu verzehren.

Lebensmittel im Überblick

Lebensmittel mit geringem Histamingehalt

- Frischer Käse, die keinen langen Reifeprozess hinter sich haben (Butterkäse und Schafskäse).
- Frische Fleisch- und Fischprodukte
- Frische Lebensmittel
- Frisches Gemüse

Lebensmittel mit mittlerem Histamingehalt

- Thunfisch
- Sardinen und Sardellen
- Avocado
- Spinat
- Aubergine
- Käse mit mittlerer Reife

Lebensmittel mit hohem Histamingehalt

- Alkohol (Rotwein, Sekt, Champagner und Bier)
- Eingelegte Sardellen
- Geräucherte Makrele
- Salami, Schinken und Wurst
- gereiften Käsesorten (Roquefort, Parmesan, Edamer, Bergkäse, Camembert, Raclettekäse und Tilsiter)
- Sauerkraut

Histaminliberierende Lebensmittel

• Zitrusfrüchte	• Meeresfrüchte
• Ananas	• Hülsenfrüchte
• Kiwi	• Champignons
• Erdbeeren	• Tomaten
• Himbeeren	• Walnüsse
• Birnen	• Cashewnüsse
• Bananen	• Weizenkeimlinge

Rezepthinweise

Abkürzungen für die Rezepte

Pck. = Packung
St = Stück
g = Gramm
kg = Kilogramm
ml = Milliliter
cm = Zentimeter
cl = Zentiliter
l = Liter
Msp. = Messerspitze
TL = Teelöffel
EL = Esslöffel
n.B.= nach Bedarf

Allgemeine Tipps:

- Verzichten Sie auf Alkohol. (Histaminarme Sorten in Maße)
- Fast Food und Fertiggerichte sollten vermieden werden.
- Achten Sie darauf, dass Sie frische Lebensmittel zu sich nehmen.
- Tiefgekühlte Lebensmittel sollte nicht aufgetaut werden, sondern direkt gekocht werden.

Bei der histaminarmen Küche sollte man auf einige Lebensmittel verzichten. Im folgenden Abschnitt sind Tabellen dargestellt, die Ihnen eine bessere Übersicht vermitteln.

	Nicht verträglich	Unsicher	Gut verträglich
Milchprodukte	Hartkäse Halbhartkäse Weichkäse Schmelzkäse Alter Gouda Schimmelkäse Fondue	Rohmilch Joghurt Kefir Angesäuerte Buttermilch Fetakäse Saure Sahne	Rohmilch H-Milch PAST-Milch Butter Molke Sahne Mozzarella Hüttenkäse Quark Ricotta Butterkäse Schichtkäse Junger Gouda Ziegenkäse

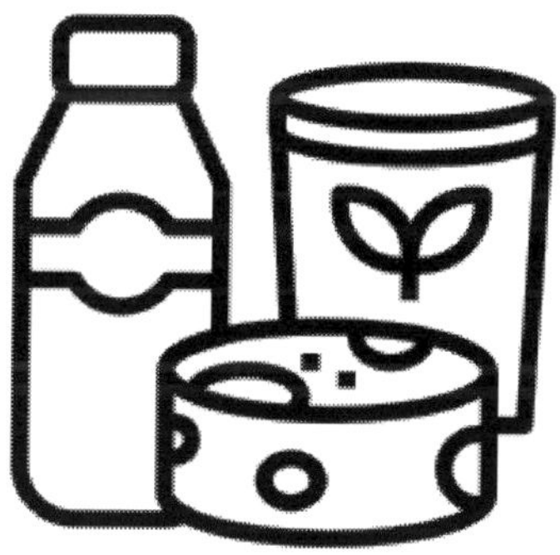

	Nicht verträglich	Unsicher	Gut verträglich
Fleisch **Eier**	<u>Wurstwaren</u>: Salami Leberwurst Bratwurst Cervelat Innereien Zerkleinertes/ püriertes Fleisch Abgehangenes Fleisch Fleischkonserven Trockenfleisch Mariniertes Fleisch Geräuchertes Fleisch	Abgepacktes Hackfleisch Frischwurstaufschnitt	<u>Frischfleisch:</u> Geflügel Schwein Wildschwein Rind Ziege Pute Eier

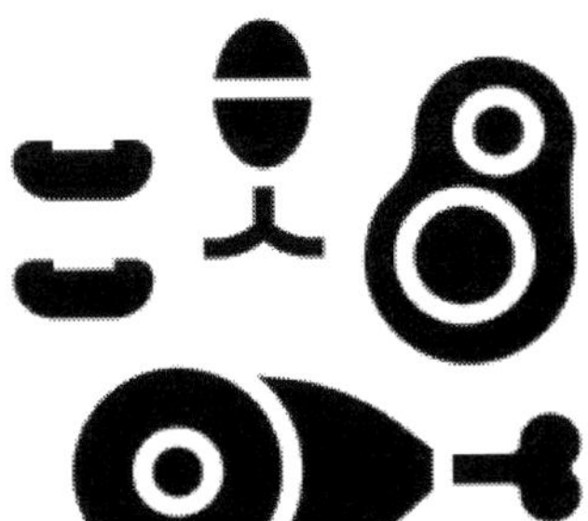

	Nicht verträglich	Unsicher	Gut verträglich
Fisch **Meeresfrüchte** **Schalentiere** **Krustentiere**	Fischkonserven Marinierte/ Geräucherte/ Gesalzene Fische Makrele Hering Thunfisch Sardellen Mahi Krebse Muscheln Shrimps Krabben Crevetten Fischsaucen	Abgepackter Fisch aus der Frischetheke	Fangfrischer/ TK Fisch: Dorsch Seelachs Forellen Egli Felchen Bio-Pangasius

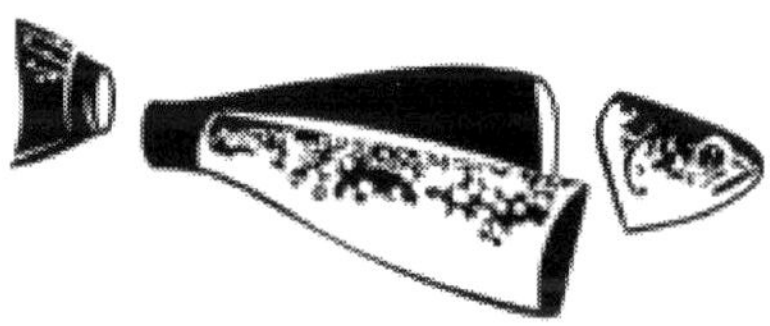

	Nicht verträglich	Unsicher	Gut verträglich
Gemüse **Pilze**	Spinat Tomaten Avocado Aubergine Sauerkraut Oliven Linsen Bohnen Sojaprodukte Essiggemüse Morcheln Steinpilze Champignons	Erbsen Grüne Bohnen Zucchini Zwiebel	Alle Gemüsesorten, außer die links genannten Paprika Gurke Salat Kürbis Möhren Blumenkohl Brokkoli Kohl Rote Bete Lauch Spargel

	Nicht verträglich	Unsicher	Gut verträglich
Früchte Samen Nüsse	Himbeeren Erdbeeren Zitrusfrüchte Ananas Banane Birne Kiwi Guave Papaya Walnüsse Erdnüsse Cashewnüsse	Überreife Früchte Früchte mit faulen Stellen Cranberries Melonen Mango	Alle Obstsorten außer die links genannten Apfel Aprikose Pfirsich Kirschen Sauerkirschen Kaki Litschi Heidelbeeren Brombeeren Johannisbeeren Cassis … Kokosnuss Kokosmilch Makadamianüsse

	Nicht verträglich	*Unsicher*	Gut verträglich
Backwaren Getreide	Warme Backwaren Sauerteigbrot	*Malz* *Weizenkeime* *Dosenmais*	Reis Kartoffeln Hirse Quinoa Polenta Buchweizen Mais Alle Getreidearten Körner Schrot Mehl Dunst Grieß Teigwaren Backwaren Saucen

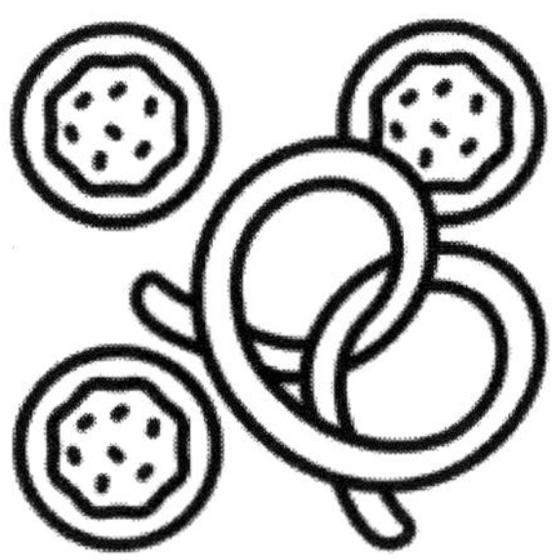

	Nicht verträglich	Unsicher	Gut verträglich
Fette	Weinessig	Walnussöl	Pflanzliche Fette
Öle	Balsamico		Pflanzenöle
Gewürze	Sojasauce		Tierische Fette
	Scharfe Gewürze		Fischöl
	Hefeextrakt		Kochsalz
	Geschmacksverstärker		Knoblauch
			Küchenkräuter
			Milde Gewürze
			Branntweinessig
			Essigessenz
			Apfelessig
			Maisstärke
			Kartoffelstärke

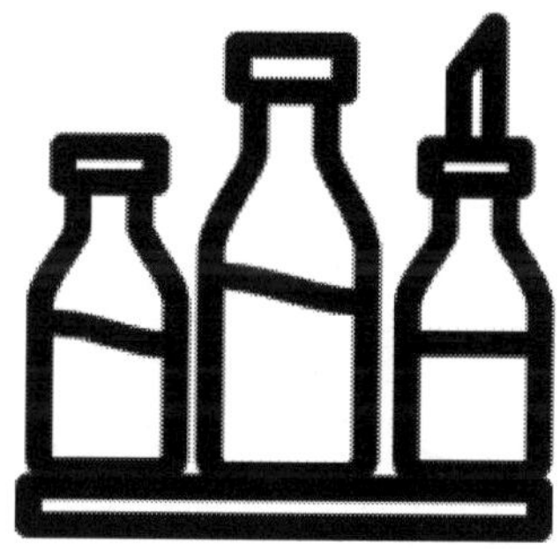

	Nicht verträglich	Unsicher	Gut verträglich
Getränke	alkoholische Getränke Bitterlemon Ginger Ale Tomatensaft Eistee Grüner Tee Schwarzer Tee Reismilch Sojamilch Kakao	Whiskey Wodka Rum Wein Likör	Wasser Kräutertee Säfte aus verträglichen Zutaten Mandelmilch

	Nicht verträglich	Unsicher	Gut verträglich
Süßigkeiten	Kakao Kakaomasse Vollmilchschokolade Zartbitterschokolade Nougat	Weiße Schokolade	Zucker Honig Stevia Agavendicksaft Marmelade aus verträglichen Früchten

Vorspeisen

Quiche

90 Minuten

Zutaten für den Teig

150 g Roggenvollkornmehl | 100 g Weizenmehl | 110 g Butter | 2 EL Mineralwasser | 1 TL Salz

Zutaten für die Füllung

200 ml Sahne | 100 ml Milch | 60 g junger Gouda | 1 Spitzkohl | 3 Eier | Muskatnuss | Kreuzkümmel | Kurkuma | Salz | Pfeffer

Zubereitung

1. Alle Zutaten für den Teig in eine Schüssel geben und mit Knethaken zu einem Teig verarbeiten.
2. Den fertigen Teig in Frischhaltefolie einwickeln und für **40 Minuten** in Kühlschrank legen.
3. Den Strunk vom Kohl entfernen und den Kohl in feine Streifen schneiden.
4. Den Kohl in etwas Öl bei mittlerer Hitze ca. **5 Minuten** dünsten, bis er zusammenfällt.
5. Die Quicheform einfetten und mit etwas Mehl bestäuben und anschließend den Teig in die Form drücken und am Rand hochziehen.
6. Den Kohl auf dem Teig verteilen.
7. Die Sahne mit Milch, Eiern und den Gewürzen verrühren und über den Kohl geben.
8. Den Gouda reiben und auf der Masse verteilen.

9. Den Backofen auf 200 Grad vorheizen und die Quiche für **40 Minuten** in den Backofen geben.

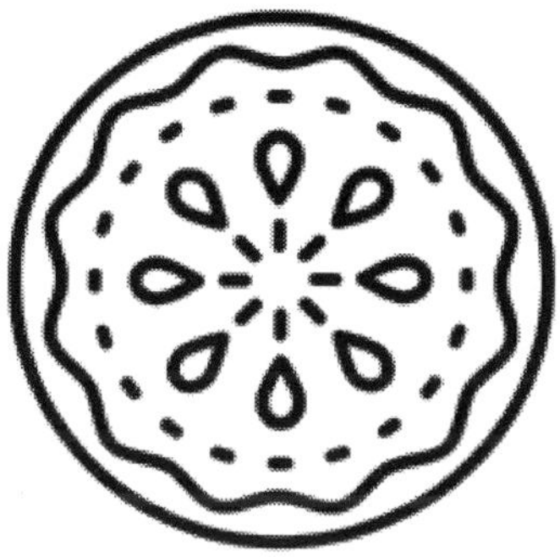

Pizzafladen

150 Minuten

Zutaten für den Pizzateig

300 g Mehl | 150 ml Wasser | 15 g Trockenhefe | 2 EL Olivenöl | 1 TL Zucker | 1 TL Salz

Zutaten für den Belag

300 g Schmand | 150 g Ziegenkäse | 2 Äpfel | 2 rote Zwiebeln | 3 EL Olivenöl | 1 TL Rosmarin | 1 TL Salz

Zubereitung

1. Die Hefe mit Olivenöl, Zucker und Salz in lauwarmem Wasser auflösen.
2. Die Mischung mit dem Mehl in eine Schüssel geben und mit Knethaken vermengen, bis ein glatter Teig entsteht.
3. Den Teig mit den Händen nachkneten und für **2 Stunden** abgedeckt ruhen lassen.
4. Den Teig in vier gleichgroße Teile teilen und auf etwas Mehl ausrollen und auf ein mit Backpapier ausgelegtes Blech legen.
5. Für den Belag die Zwiebeln schälen und in Ringe schneiden.
6. Die Äpfel schälen, entkernen und in Scheiben schneiden.
7. Den Schmand mit dem Rosmarin und Salz vermengen und auf die Fladen streichen.
8. In einer Pfanne Olivenöl erhitzen und die Zwiebelringe langsam anbraten bis sie weich sind, anschließend die Apfelscheiben dazugeben.

9. Die Zwiebel-Apfel-Mischung auf den Pizzafladen verteilen und mit Ziegenkäse bestreuen.
10. Den Backofen auf 225 Grad vorheizen und die Pizzafladen für **15 Minuten** in den Backofen geben.

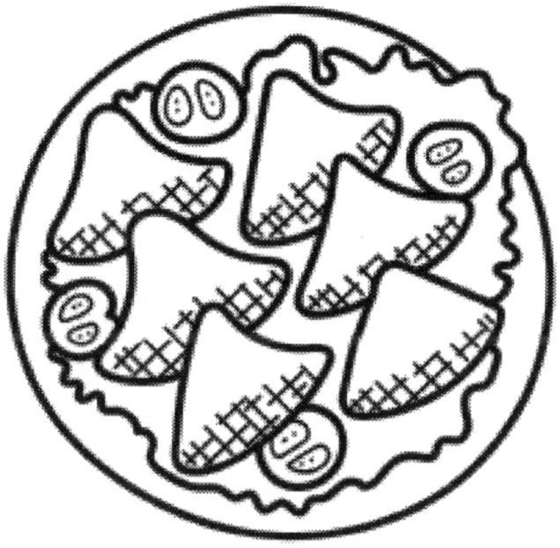

Sommerrollen

15 Minuten

Zutaten Sommerrolle

6 Salatblätter | 1 Karotte | 1 Apfel | 1 kleine Gurke | 1 Handvoll Rotkohl

Zutaten für den Dip

50 g Tahini | 30 ml Wasser | 1/2 TL Knoblauchpulver | 1/2 TL Zwiebelpulver | Prise Salz

Zubereitung

1. Die Salatblätter vorsichtig waschen und trocken tupfen.
2. Karotte, Gurke, Apfel, Mango und Rotkohl in feine Streifen schneiden.
3. Ein Salatblatt auslegen und Gemüsestreifen mittig platzieren. Vorsicht, die Röllchen nicht überfüllen!
4. Das Salatblatt zuerst an der Ober- und Unterseite einklappen, dann vollständig einrollen.
5. Für den Dip alle Zutaten miteinander vermischen.
6. Große Röllchen können vorsichtig in der Mitte durchgeschnitten werden, kleine Röllchen können als Ganzes gedippt und verzehrt werden.

Gnocchi

30 Minuten

Zutaten

300 g Süßkartoffeln | 50 g Mandelmehl | 50 g Tapiokastärke | 4 EL Grühkohlpesto | 1 EL Ghee | Prise Salz

Zubereitung

1. Die Süßkartoffeln schälen und grob würfeln.
2. Die Kartoffeln für **15 Minuten** in einem Topf mit gesalzenem Wasser weichen kochen und anschließend zerstampfen.
3. Die etwas abgekühlten Süßkartoffeln mit Mandelmehl, Tapiokastärke und Salz vermengen und mit den Händen kneten bis ein Teig entsteht.
4. Ist der Teig zu weich, einfach etwas mehr Stärke hinzugeben.
5. Die Arbeitsfläche mit Tapiokastärke bestäuben und aus dem Teig eine 2 cm dicke Rolle formen.
6. Die Rolle alle 2 cm mit einem Messer durchschneiden.
7. Mit einer bemehlten Gabel Gnocchi-Rillen eindrücken.
8. Das Ghee in einer Pfanne erhitzen und die Gnocchi für **3 Minuten** knusprig anbraten.
9. Anschließend die Gnocchi mit dem Pesto servieren.

Ofengemüse

50 Minuten

Zutaten

150 g Feta | 5 Kartoffeln | 2 Möhren | 1 Paprika | 1 Zucchini | Rapsöl | Kräuter nach Wahl

Zubereitung

1. Die Möhren schälen und würfeln.
2. Die Zucchini waschen und würfeln.
3. Die Paprika waschen, entkernen und ebenfalls würfeln.
4. Die Kartoffeln schälen und in Scheiben schneiden.
5. Alle vorbereiteten Zutaten in eine Schüssel geben und mit dem Rapsöl und den Kräutern vermischen.
6. Ein Backblech mit Backpapier auslegen und das Gemüse darauf verteilen.
7. Den Backofen auf 200 Grad vorheizen und das Gemüse für **30 Minuten** in den Backofen geben.
8. Den Fetakäse auf das Gemüse streuen und für weitere **10 Minuten** in den Backofen geben.

Herber Salat

15 Minuten

Zutaten

125 g Pfifferlinge | 100 g Römersalat | 1 Scheibe Schinken | 1/2 Zwiebel | 1 EL | 1 TL Walnussöl | 1 TL kalt gepresstes Olivenöl | Prise Salz | Pfeffer | Kräuter

Zubereitung

1. Die Salatblätter waschen, trocknen und in mundgerechte Happen zupfen. Dann in einer Schale mit dem Walnussöl beträufeln und vermischen.
2. Den Schinken und die Zwiebel fein würfeln. Die Pfifferlinge säubern und je nach Wunsch in Scheiben schneiden.
3. Dann alle Zutaten unter die Salatblätter mischen, mit Öl beträufeln und mit Salz, Pfeffer und Kräutern würzen.

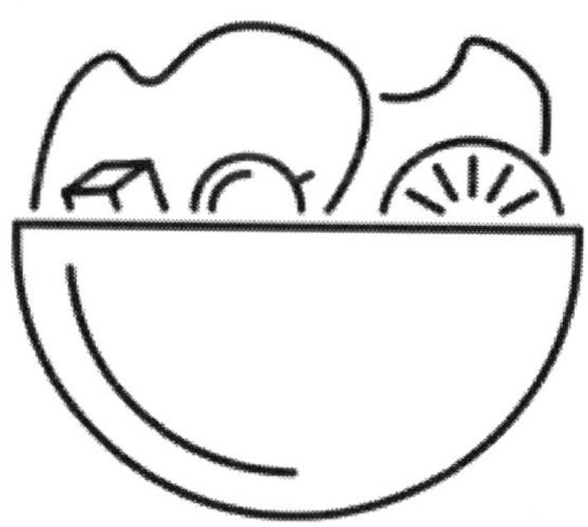

Feldsalat

20 Minuten

Zubereitung

200 g Feldsalat | 40 g Haselnüsse | 1 Apfel | 1 TL Honig | 1 EL Olivenöl | Prise Salz | Prise Pfeffer

Zubereitung

1. Den Apfel waschen, das Kerngehäuse entfernen und den Apfel zerkleinern.
2. Die Haselnüsse klein hacken und in eine Pfanne ohne Öl geben und etwas anrösten.
3. Den Feldsalat waschen und in eine Schüssel geben.
4. Das Olivenöl mit dem Honig zu einem Dressing vermischen.
5. Alle Zutaten miteinander vermengen und mit Salz und Pfeffer abschmecken.

Sommersalat

20 Minuten

Zutaten

120 g Eisbergsalat | 75 g Rucola | 300 g Pfifferlinge | 100 g Naturjoghurt laktosefrei | 80 g Gurke | 1 Knoblauchzehe | 2 EL Olivenöl | 80 g Mozzarella | Salz | Pfeffer

Zubereitung

1. Den Rucola und den Eisbergsalat waschen und trocknen.
2. Die Gurke waschen und schneiden und zu dem Salat geben.
3. Die Pfifferlinge klein schneiden und mit dem Öl in einer Pfanne anbraten. Mit Salz und Pfeffer würzen. Dann zur Seite stellen.
4. Für das Dressing wird der Knoblauch in den Joghurt gepresst und mit Salz und Pfeffer abgeschmeckt.
5. Das Dressing über den Salat und mit den gebratenen Pilzen und den Mozzarella garnieren.

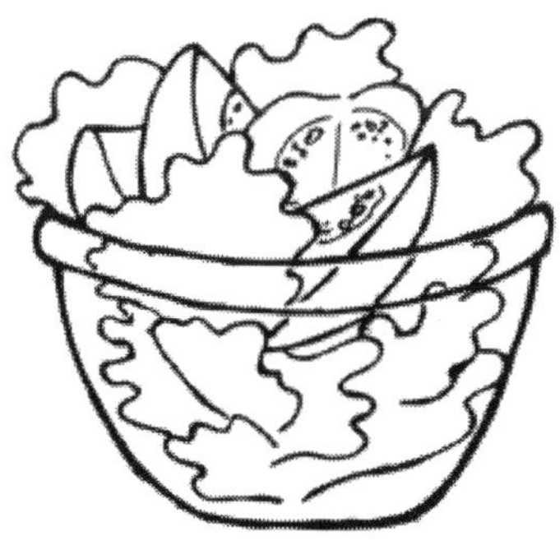

Mangoldsalat

10 Minuten

Zutaten

2 Handvoll Mangold | 1 Apfel | 80 g Haselnüsse | 1 Knoblauchzehe | 50 ml Olivenöl | 1 EL Honig | Salz | Pfeffer

Zubereitung

1. Den Mangold waschen und trocken schleudern. Dann in feine Streifen schneiden.
2. Den Apfel ebenfalls waschen, schälen und in Streifen schneiden.
3. Die Walnüsse etwas zerhacken und in einer beschichteten Pfanne ca. **2-3 Minuten** rösten.
4. Für das Dressing alle Zutaten miteinander vermischen.
5. Das Dressing gut mit dem Mangold und den Apfelstücken vermischen und bis zum Servieren ziehen lassen.
6. Kurz vor dem Verzehr die Haselnüsse darüber streuen.

Mangoldsuppe

30 Minuten

Zutaten

1 Mangold | 2 Kartoffeln | 1 rote Paprika | 1 rote Zwiebel | 2 Knoblauchzehen | 500 ml Knochen- bzw. Gemüsebrühe | 2 EL Pinienkerne | 1 TL Kokosöl | Salz | Pfeffer

Zubereitung

1. Die Kartoffeln schälen und in grobe Würfel schneiden.
2. Den Mangold waschen, die Stiele entfernen und die Blätter in Streifen schneiden. Die Stiele nicht wegschmeißen.
3. Die Zwiebel und den Knoblauch schälen und klein hacken.
4. Die Paprika waschen, entkernen und in kleine Stücke schneiden.
5. Das Kokosöl in einem Topf erhitzen und die Kartoffeln mit den Zwiebel und dem Knoblauch anschwitzen.
6. Die Mangoldstiele in den Topf geben und kurz mitdünsten.
7. Die Brühe in den Topf geben und mit Salz und Pfeffer würzen und für **10 Minuten** köcheln lassen.
8. Die Mangoldblätter mit der Paprika zur Suppe geben und für **4 Minuten** mitköcheln lassen.
9. Die Pinienkerne in eine Pfanne ohne Öl geben und anrösten. Anschließend über die fertige Suppe streuen.

Schafskäse

20 Minuten

Zutaten

1 Stück Schafsfrischkäse | 20 g Frühlingszwiebel | 5 ml Kürbiskernöl | Schnittlauch | Salz | Pfeffer

Zubereitung

1. Den Schafsfrischkäse salzen und pfeffern.
2. Die Frühlingszwiebel waschen und in feine Ringe schneiden.
3. Das Kürbiskernöl über den Schafskäse gießen und mit den Frühlingszwiebeln und dem Schnittlauch garnieren.

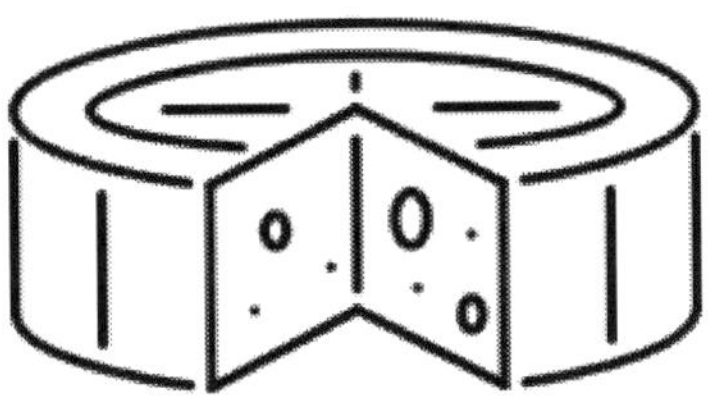

Gulasch

130 Minuten

Zutaten

1 kg Rindergulasch | 5 Kartoffeln | 4 Karotten | 2 Paprika | 1 Zwiebel | 3 Knoblauchzehen | 1 l Rinderbrühe | 400 ml Rinderfond | 200 ml roten Traubensaft | 4 Lorbeerblätter | 3 EL Paprikapulver | 3 EL Köftegewürz

Zubereitung

1. Das Öl in einem Bräter erhitzen und das Gulasch für **5 Minuten** scharf anbraten.
2. Die Zwiebel und die Knoblauchzehen schälen und hacken.
3. Die Zwiebeln mit dem Knoblauch zum Fleisch geben und noch weitere **5 Minuten** braten lassen.
4. Das Gulasch mit dem Traubensaft, Rinderbrühe und Rinderfind ablöschen.
5. Die Lorbeerblätter, das Paprikapulver und das Köftegewürz dazugeben.
6. Das Gulasch für **90 Minuten** auf mittlerer Hitze mit geschlossenem Deckel schmoren lassen.
7. Die Karotten und die Kartoffeln schälen und in Stücke schneiden.
8. Die Paprika waschen, entkernen und in kleine Stücke schneiden.
9. Nach **90 Minuten** das Gemüse in den Topf geben und noch weitere **30 Minuten** köcheln lassen.
10. Anschließend mit Salz und Pfeffer abschmecken.

Rosenkohlsuppe

30 Minuten

Zutaten

400 g Rosenkohl | 500 ml Gemüsebrühe | 1 Zwiebel | 1 Knoblauchzehe | 2 EL Kokosmilch | 1 EL Kokosöl | Prise Muskat | Salz | Pfeffer

Zubereitung

1. Den Rosenkohl waschen und abtropfen lassen.
2. Die Zwiebel und den Knoblauch schälen und fein hacken.
3. Das Kokosöl in einem Topf erhitzen und die Zwiebel und den Knoblauch auf mittlerer Hitze für **5 Minuten** anschwitzen.
4. Den Rosenkohl hinzugeben und für weitere **5 Minuten** andünsten.
5. Die Brühe hinzugeben und mit Salz und Pfeffer würzen und für weitere **15 Minuten** köcheln lassen, bis der Rosenkohl gar ist. Zum Schluss Muskat hinzufügen.
6. Die Suppe vom Herd nehmen und mit einem Pürierstab pürieren.
7. Vor dem servieren etwas Kokosöl in die Suppe geben.

Karottenkürbissuppe

35 Minuten

Zutaten

500 g Kürbis | 200 g Karotten | 100 g Paprika | 2 Zwiebeln | 600 ml Gemüsebrühe | 2 EL Öl | Muskat | Salz | Pfeffer

Zubereitung

1. Den Kürbis durchschneiden, entkernen und das Fruchtfleisch in kleine Stücke schneiden.
2. Die Zwiebeln, die Kartoffeln, sowie die Karotten schälen und klein schneiden.
3. Die geschälten Zutaten mit etwas Öl in einen Topf geben und bei mittlerer Temperatur für **5 Minuten** scharf anbraten.
4. Dann die Gemüsebrühe dazu geben, mit den Gewürzen alles verfeinern und für **20 Minuten** köcheln lassen.
5. Die Suppe mit einem Pürierstab pürieren und servieren.

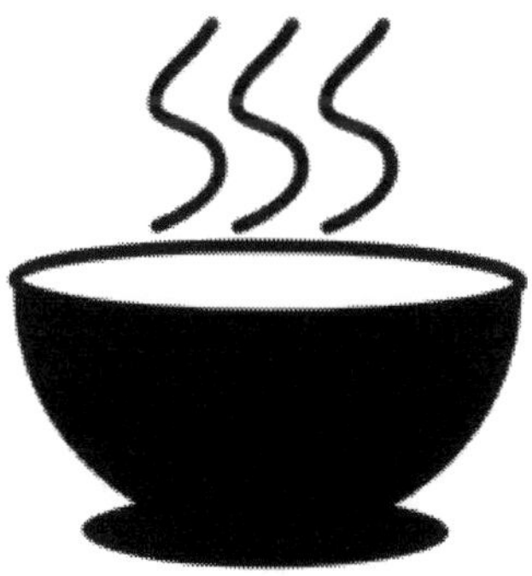

Paprikasuppe

20 Minuten

Zutaten

300 g Paprika | 1 Zwiebel | 1 Knoblauchzehe | 500 ml
Gemüsebrühe | 100 ml
Sahne | Paprikapulver | Currypulver | Salz | Pfeffer

Zubereitung

1. Die Zwiebeln und die Knoblauchzehe schälen und klein schneiden.
2. Die Paprika waschen, entkernen und klein schneiden.
3. Die Gemüsebrühe aufkochen lassen und die Paprika, Zwiebeln und Knoblauch hinzugeben.
4. Alles für ca. **10-15 Minuten** weich kochen lassen und anschließend pürieren.
5. Die Sahne und die Gewürze dazugeben.
6. Abschmecken und noch einmal alles gut miteinander verrühren.
7. Nach Geschmack können noch frische Kräuter hinzugegeben werden.

Hauptspeisen

Putengeschnetzeltes

40 Minuten

Zutaten

250 g Putenschnitzel | 1 Karotte | 1 Zwiebel | 1/2 Zucchini | 1/2 Bund Schnittlauch | 1/2 Tasse Basmatireis | 1/2 EL Schmand | 1/2 EL Olivenöl | 75 ml Gemüsebrühe | Speisestärke | Paprikapulver edelsüß | Salz | Pfeffer

Zubereitung

1. Die Putenschnitzel schnetzeln.
2. Die Karotte schälen und in Stifte schneiden.
3. Die Zucchini waschen und ebenfalls in Stifte schneiden.
4. Die Zwiebel schälen und fein würfeln.
5. Drei Tassen gesalzenes Wasser zum Kochen bringen und den Reis hineingeben und für **20 Minuten** kochen lassen, bis das Wasser aufgesogen ist.
6. Das Olivenöl in einer Pfanne erhitzen das Putenfleisch darin anbraten, anschließend die Zwiebeln dazugeben.
7. Das Gemüse mit in die Pfanne geben und mit Paprika, Salz und Pfeffer würzen.
8. Die Gemüsebrühe in die Pfanne geben und alles für **10 Minuten** köcheln lassen.
9. Den Schmand unterrühren.
10. Etwas Speisestärke mit Wasser anrühren und in die Pfanne geben und alles noch einmal aufkochen lassen.
11. Den Schnittlauch schneiden und unter den fertigen Reis geben.

Risotto mit Spargel

30 Minuten

Zutaten

500 g weißer Spargel | 250 g grüner Spargel | 1 Zwiebel | 1 Tasse Risottoreis | 500 ml Gemüsebrühe | 1 TL Olivenöl | Butter | Zucker | Salz | Pfeffer

Zubereitung

1. Den Spargel schälen und in 4 cm lange Stücke schneiden.
2. Die Zwiebel schälen und in kleine Stücke schneiden.
3. Das Öl in einem Topf erhitzen und die Zwiebeln kurz angehen lassen.
4. Den Reis mit in den Topf geben und mit der heißen Gemüsebrühe auffüllen und für **15 Minuten** köcheln lassen.
5. Den Spargel in leicht gesalzenes und gezuckertes köchelndes Wasser geben und für **10 Minuten** bissfest garen.
6. Der Risotto ist fertig, wenn der Reis noch biss hat und sich eine cremige Konsistenz gebildet hat.
7. Den Reis würzen und den Spargel hinunterheben.

Linsennudeln

20 Minuten

Zutaten

250 g Linsen Rigatoni | 1 Zwiebel | 1 Brokkoli | 200 ml Mandel Cuisine | 200 ml Gemüsebrühe | Gomasio | Kokosöl | 1/2 TL Paprikapulver

Zubereitung

1. Die Linsen Rigatoni nach Anleitung kochen.
2. Den Brokkoli waschen und die Röschen vom Strunk schneiden.
3. Die Zwiebel schälen und in kleine Stücke schneiden.
4. Das Kokosöl in einen Topf geben und die Zwiebeln mit dem Brokkoli andünsten und mit der Gemüsebrühe ablöschen. So lange köcheln lassen bis der Brokkoli gar ist.
5. Den Topf vom Herd nehmen und den Brokkoli pürieren.
6. Die Mandel Cuisine unter die Brokkolimasse heben und mit Paprikapulver, Salz und Pfeffer würzen.
7. Die Soße noch einmal aufkochen lassen.
8. Die Linsennudeln mit der Brokkolisoße servieren und etwas Gomasio nach Geschmack darüber streuen.

Nudelauflauf

30 Minuten

Zutaten

250 g Fusilli | 250 g Feta | 200 g Mangold | 1 Zwiebel | 100 ml Mandel Cuisine | 200 ml Sahne | Muskat | Salz

Zubereitung

1. Die Fusilli nach Anleitung fast gar kochen.
2. Die Zwiebel schälen und in kleine Stücke schneiden.
3. Den Mangold waschen und in einem Topf blanchieren und die Zwiebel mit in den Topf geben.
4. Den Mangold mit Muskat und Salz würzen und anschließend in eine Auflaufform geben.
5. Als weitere Schicht die Nudeln in die Auflaufform geben.
6. Die Sahne mit der Mandel Cuisine verrühren und dann in die Auflaufform geben.
7. Den Fetakäse über die Masse streuen.
8. Den Backofen auf 200 Grad vorheizen und den Auflauf für **15 Minuten** in den Backofen geben.

Spaghetti mit Gemüsesoße

30 Minuten

Zutaten

250 g Reisspaghetti | 1 Möhre | 1 kleiner Fenchel | 1/2 Paprika | 1/2 Zwiebel | 1/2 Romanesco | 1/4 Lauch | 300 ml Gemüsebrühe | 2 EL Kokosöl | 1 TL Senf | 1 TL Kurkuma | 1 TL Paprikapulver | Mandel Cuisine | Kreuzkümmel

Zubereitung

1. Die Spaghetti nach Anleitung kochen.
2. Die Zwiebel schälen und in kleine Würfel schneiden.
3. Den Romanesco waschen und die Röschen vom Strunk schneiden.
4. Den Lauch waschen und in Ringe schneiden.
5. Die Möhre schälen und fein reiben.
6. Die Paprika waschen, das Kerngehäuse entfernen und klein schneiden.
7. Den Fenchel waschen, den Kerne entfernen und in kleine Stücke schneiden.
8. Das Kokosöl in eine Pfanne geben und die Zwiebeln und den Lauch darin anbraten.
9. Die Gewürze dazu geben und kurz mitbraten, anschließend das restliche Gemüse mit in die Pfanne geben.
10. Das Gemüse mit der Gemüsebrühe ablöschen und für **15 Minuten** köcheln lassen.
11. Die Mandel Cuisine und den Senf unterrühren.
12. Die Spaghetti mit der Soße servieren.

Rostbraten

45 Minuten

Zutaten

2 Rostbraten | 350 g Möhren | 100 g Sellerie | Lauch | Petersilie | Öl | Pfeffer | Salz

Zubereitung

1. Etwas Öl in einer Pfanne erhitzen und das Rindfleisch kurz scharf anbraten.
2. Möhren und Sellerie waschen, schälen und grob schneiden.
3. Das Fleisch und das Gemüse in einen Schnellkochtopf geben und würzen, anschließend für **35 Minuten** bei mittlerer Hitze garen lassen.
4. Nach der Kochzeit das Fleisch aus dem Topf nehmen und das Gemüse pürieren.

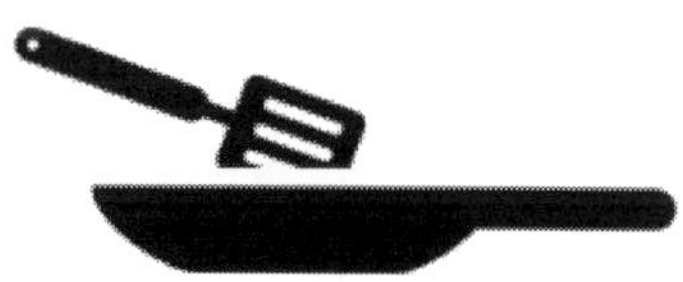

Gemüsecurry

35 Minuten

Zutaten

4 Kartoffeln | 3 Möhren | 1 Blumenkohl | 8 Datteln | 200 g Mangold | 400 ml Kokosmilch | 300 ml Gemüsebrühe | 2 TL Curry | Salz | Pfeffer

Zubereitung

1. Den Blumenkohl waschen und die Röschen vom Strunk schneiden.
2. Die Möhren schälen und in Scheiben schneiden.
3. Die Kartoffeln schälen und würfeln.
4. Den Mangold waschen und die Stiele entfernen.
5. Die Datteln würfeln.
6. Das Gemüse mit der Gemüsebrühe in eine Pfanne geben und zum Kochen bringen und für **10 Minuten** köcheln lassen.
7. Die Kokosmilch und das Currypulver unterrühren und für weitere **15 Minuten** köcheln lassen.
8. Die Datteln für die letzten Minuten mit in die Pfanne geben und alles mit Salz und Pfeffer abschmecken.

Kichererbsen-Bohnen-Eintopf

40 Minuten

Zutaten

500 g Kichererbsen (Dose) | 500 g Kidneybohnen (Dose) | 1 Paprika | 3 Knoblauchzehen | 1 Zwiebel | Gemüsebrühe | Öl | Paprikapulver | Salz | Pfeffer

Zubereitung

1. Die Kichererbsen und die Bohnen in einem Sieb abtropfen lassen.
2. Die Zwiebel und den Knoblauch schälen und klein schneiden.
3. Die Paprika waschen, den Strunk entfernen und in Würfel schneiden.
4. Etwas Öl in einen Topf geben und die Zwiebeln und den Knoblauch glasig anschwitzen.
5. Anschließend die Kichererbsen, Bohnen und Paprika dazugeben und mit der Gemüsebrühe ablöschen und für **30 Minuten** garen lassen.
6. Zum Schluss mit Salz und Pfeffer würzen.

Rote Bete Pasta

15 Minuten

Zutaten

250 g Pasta | 3 Rote Bete (verpackt) | 1 Strauch Basilikum | 3 EL Olivenöl | Handvoll Macadamianüsse | Salz

Zubereitung

1. Die Pasta nach Anleitung kochen.
2. Die restlichen Zutaten fein mixen, bis eine cremige Konsistenz entsteht.
3. Die Pasta zusammen mit dem Pesto servieren.

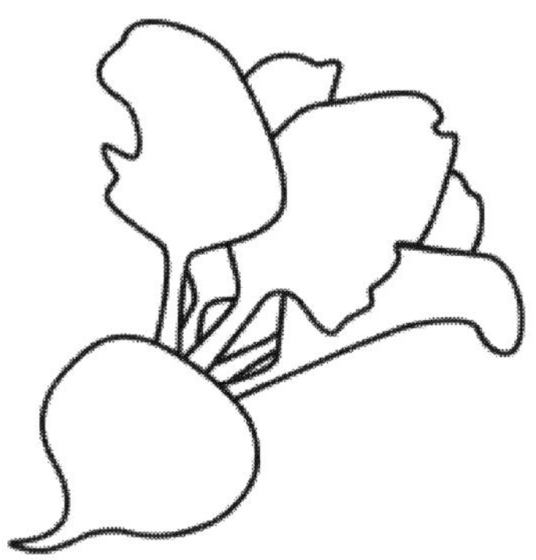

Blumenkohlauflauf

45 Minuten

Zutaten

1 Blumenkohl | 500 Süßkartoffeln | 100 g Haferflocken | 80 g Sonnenblumenkerne | 80 g Mandeln | 400 ml Kokosmilch | Handvoll Petersilie | 2 EL Kokosöl | 1/4 TL Muskat | Salz | Pfeffer

Zubereitung

1. Die Süßkartoffeln schälen und in 1 cm dicke Scheiben schneiden.
2. Den Blumenkohl waschen und ebenfalls in 1 cm dicke Scheiben schneiden.
3. In eine Auflaufform abwechselnd eine Schicht Süßkartoffeln und Blumenkohl auslegen.
4. Aus Kokosmilch, Muskat, Salz und Pfeffer eine Soße anrühren und über das Gemüse gießen.
5. Die Sonnenblumenkerne und Mandeln mit ein wenig Kokosmilch und Kokosöl in einem Mixer zerkleinern und auf das Gemüse streuen.
6. Den Backofen auf 180 Grad vorheizen und die Auflaufform mit Alufolie abdecken und für **30 Minuten** in den Backofen geben.
7. Die Alufolie runternehmen und den Auflauf noch einmal für **10 Minuten** in den Backofen geben.
8. Den Auflauf mit gehackter Petersilie servieren.

Gemüserisotto

30 Minuten

Zutaten

1 Tasse Risottoreis | 1 Zucchini | 1 gelbe Paprika | 1 rote Paprika | 500 ml Gemüsebrühe | 2 EL Olivenöl | Basilikum | Salz | Pfeffer

Zubereitung

1. Den Reis in einen Topf geben und die heiße Gemüsebrühe hinzugeben, anschließend **15 Minuten** köcheln lassen.
2. Der Risotto ist fertig, wenn der Reis noch biss hat und sich eine cremige Konsistenz gebildet hat.
3. Die Zucchini und die Paprikas waschen und klein schneiden.
4. Etwas Öl in eine Pfanne geben und das Gemüse darin anbraten, bis es bissfest ist.
5. Das Gemüse zum Reis geben und mit Olivenöl, Basilikum, Salz und Pfeffer abschmecken.

Couscouspfanne

30 Minuten

Zutaten

200 g Couscous | 300 g grüner Spargel | 200 ml Wasser | 1 Zucchini | 1 Paprika | 1 EL Olivenöl | Basilikum | Salz | Pfeffer

Zubereitung

1. Das Wasser in einem Topf zum Kochen bringen und den Couscous dazugeben und für **5 Minuten** bei niedriger Hitze köcheln lassen, bis das Wasser aufgesogen ist.
2. Den Basilikum klein schneiden und mit dem Olivenöl zum Couscous geben.
3. Den Spargel schälen und in Stücke schneiden.
4. Die Paprika und die Zucchini waschen und in Stücke schneiden.
5. Etwas Öl in eine Pfanne geben und das Gemüse bei niedriger Hitze anbraten.
6. Das Gemüse mit dem Couscous vermischen und mit Salz und Pfeffer würzen.

Couscous mit Huhn

25 Minuten

Zutaten

150 g Hähnchen | 150 g Couscous | 500 ml Gemüsebrühe | 5 Datteln | 1 Zucchini | 1 EL Kokosöl | 1 EL frischer Koriander | 1/4 Kreuzkümmel | Salz

Zubereitung

1. Die Zucchini waschen und in Stücke schneiden.
2. Etwas Kokosöl in einer Pfanne erhitzen und das Hähnchen darin anbraten.
3. Die Datteln hacken und mit dem Kreuzkümmel für **2 Minuten** in einer Pfanne anschwitzen und mit der Gemüsebrühe ablöschen.
4. Das Hähnchen mit der Zucchini und dem Couscous in die Brühe geben und für ca. **8 Minuten** bei geringer Hitze köcheln lassen.
5. Anschließend den Couscous mit Koriander servieren.

Gefüllte Zucchini

45 Minuten

Zutaten

200 g Quinoa | 4 Macadamianüsse | 2 Zucchini | 1 Paprika | 1 TL Kokosöl | Basilikum | 100 g Fetakäse | Salz

Zubereitung

1. Den Quinoa mit der doppelten Menge an Wasser zum Kochen bringen, bis die Flüssigkeit verschwunden ist.
2. Die Zucchini waschen und der Länge nach halbieren und die Kerne auskerben und auf ein Backblech mit Backpapier legen.
3. Die Quinoa mit Kokosöl, Basilikum, Macadamianüsse, Fetakäse und Salz vermengen und in die Zucchinihälften verteilen.
4. Den Backofen auf 200 Grad vorheizen und die Zucchini mit Alufolie abdecken und für **25 Minuten** in den Backofen geben.
5. Etwa **10 Minuten** bevor die Backzeit endet, die Alufolie entfernen.

Quinoa mit Curry

30 Minuten

Zutaten

100 g Quinoa | 2 Möhren | 1 Zucchini | 1 Paprika | 1 Handvoll Koriander | 40 g Rosinen | 400 ml Kokosmilch | 200 ml Gemüsebrühe | 2 TL Kurkuma | 1 TL Currypulver | Salz

Zubereitung

1. Die Quinoa in einen Topf geben und mit der Gemüsebrühe auffüllen und zum Kochen bringen, weiter auf mittlerer Hitze köcheln lassen, bis das Wasser verschwunden ist.
2. Die Möhren schälen und in Stücke schneiden.
3. Die Zucchini und die Paprika waschen und in Stücke schneiden.
4. Das Gemüse in einem Topf anbraten, anschließend die Gewürze dazugeben.
5. Die Kokosmilch zum Gemüse geben und für **20 Minuten** köcheln lassen.
6. Bevor das Gemüse ganz gar ist, die Rosinen dazu geben.
7. Die Quinoa mit dem Gemüse und Koriander servieren.

Vegane Rezepte

Bei den veganen Speisen ist darauf zu achten, dass nicht zu viele Sojaprodukte verwendet werden, da Soja für die meisten Betroffenen unverträglich ist. Bei Milchprodukten sollten Sie auf Reis- oder Hafermilch ausweichen. Als Fleischersatz und Eiweißlieferanten dienen Ihnen Hülsenfrüchte und Seitan, diese sind bei einer Histaminunverträglichkeit genießbar.

Kürbiscurry

30 Minuten

Zutaten

| 2 Möhren | 1 Kartoffel | 1 Knoblauchzehe | 1/3 Kürbis | 1/2 Tasse Reis | 2 EL Kokosöl | frische Zitronenmelisse | frische Minze | frischer Koriander | Kurkuma | Salz | Pfeffer

Zubereitung

1. Den Reis mit einer Tasse gesalzenem Wasser aufkochen und für **20 Minuten** köcheln lassen.
2. Kurz bevor das Wasser verkocht ist, einen TL Kokosöl hinzugeben.
3. Das Gemüse schälen und klein schneiden.
4. Etwas Öl in eine Pfanne geben und das Gemüse für **2 Minuten** andünsten.
5. Etwas Wasser zu dem Gemüse geben, bis es bedeckt ist.
6. Mit Kurkuma, Salz und Pfeffer nach Geschmack würzen und alles zugedeckt für **20 Minuten** köcheln lassen, bis das Gemüse weich ist.
7. Zum Schluss er die frischen Kräuter, Zitronenmelisse, Minze und Koriander hinzugeben.

Quinoa mit Tahini Dressing

25 Minuten

Zutaten

100 g Quinoa | 5 Selleriestangen | 1 Apfel | 250 ml Wasser | 3 EL Tahini | 3 EL Wasser | 1 EL Agavendicksaft | 1 EL Sesamöl | Salz | Pfeffer

Zubereitung

1. Das Wasser in einem Topf zum Kochen bringen und die Quinoa hineingeben und für **20 Minuten** köcheln lassen.
2. Den Sellerie waschen und in feine Scheiben schneiden.
3. Den Apfel waschen, entkernen und in feine Scheiben schneiden.
4. Für das Dressing Tahini, Wasser, Agavendicksaft, Sesamöl, Salz und Pfeffer miteinander verrühren und den Sellerie und den Apfel untermengen.
5. Das Dressing über die fertige Quinoa geben.

Kitchari mit Mangold

60 Minuten

Zutaten

100 g gelbe Linsen | 100 g Basmati Reis | 500 ml Gemüsebrühe | 100 ml Kokosmilch | 2 Möhren | 2 Handvoll Mangold | 1 EL Kokosöl | 1 TL Kurkuma | 1 TL Ingwer | 1/2 TL Koriander | Salz | Pfefer

Zubereitung

1. Die Möhren schälen und in grobe Stücke hacken.
2. Etwas Öl in einen Topf geben und die Möhren bei mittler Hitze kurz anbraten.
3. Anschließend Kurkuma, Ingwer und Koriander hinzugeben und für **1 Minute** anrösten.
4. Die Linsen und den Reis in den Topf geben und mit der Gemüsebrühe aufgießen und für **40 Minuten** köcheln lassen.
5. Die Kokosmilch hinzugeben und weiter köcheln lassen, bis eine cremige Konsistenz entsteht.
6. Den Mangold waschen und grob schneiden und unterrühren, bis er zusammenfällt.
7. Anschließend mit Salz und Pfeffer würzen.

Dinkelwaffeln

70 Minuten

Zutaten

200 g Dinkelmehl | 100 g Apfelmus | 60 g Datteln | 175 ml Apfelsaft | 25 ml Rapsöl | 1 TL Backpulver | 1/2 TL Vanille | 1/2 TL Zimt | Öl | Puderzucker | Salz

Zubereitung

1. Die Datteln fein hacken und mit dem Apfelmus pürieren.
2. Zu der Masse Rapsöl, Vanille, Zimt und Salz geben.
3. Das Mehl mit dem Backpulver in einer Schüssel vermischen.
4. Das Mehl abwechselnd mit dem Apfelsaft unter das Apfelmus rühren.
5. Den Teig **1 Stunde** quellen lassen.
6. Das Waffeleisen vorheizen und die Innenflächen mit Öl einpinseln und den Teig hineingeben.
7. Die Waffeln mit Puderzucker bestäuben und servieren.

Linsenbraten

55 Minuten

Zutaten

2 Becher grüne Linsen weich gekocht | 1 Becher Haferflocken | 1 Becher Pfifferlinge | 1/2 Becher Mandelmehl | 1 Möhre | 1 Zwiebel | 1 Knoblauchzehe | 6 EL Wasser heiß | 3 EL geschrotete Leinensamen | 1 EL Olivenöl | 1 EL frischer Thymian | 1/2 Bund Petersilie | Salz | Pfeffer

Zubereitung

1. Die Leinensamen mit dem heißen Wasser verrühren und für **10 Minuten** ziehen lassen.
2. Die Möhre, Zwiebel und Knoblauchzehe schälen und klein schneiden.
3. Das Gemüse mit ein wenig Wasser in eine Pfanne geben und für **5 Minuten** andünsten und etwas abkühlen lassen.
4. Die Kräuter waschen und klein schneiden.
5. Die Pfifferlinge ebenfalls klein schneiden.
6. Alle Zutaten in eine Schüssel geben und verkneten, anschließend mit Salz und Pfeffer abschmecken.
7. Eine Kastenform mit Backpapier auslegen und die Masse hineingeben.
8. Den Backofen auf 200 Grad vorheizen und den Linsenbraten für **40 Minuten** in den Backofen geben.

Nudelpfanne

20 Minuten

Zutaten

250 g Nudeln | 200 g Mangold | 80 g Pfifferlinge | 1 Zwiebel | 1 Knoblauchzehe | 1/4 Rotkraut | Gemüsebrühe | Petersilie | 4 Blätter Salbei | Olivenöl | Salz | Pfeffer

Zubereitung

1. Die Nudeln nach Anleitung kochen.
2. Die Zwiebel und den Knoblauch schälen und klein schneiden.
3. Das Rotkraut in Streifen schneiden.
4. Den Mangold und die Kresse waschen und in grobe Stücke schneiden.
5. Die Zwiebeln mit dem Knoblauch, Salbei und Rotkraut in einer Pfanne anbraten und mit einem Schuss Gemüsebrühe kurz köcheln lassen.
6. Die fertigen Nudeln mit dem Mangold, Petersilie und Kresse in die Pfanne geben und alles gut vermischen.
7. Anschließend mit Olivenöl, Salz und Pfeffer abschmecken.

Gefüllte Paprika

35 Minuten

Zutaten

4 Paprika | 2 Möhre | 2 Zwiebel | 1 Tasse Reis | 1,5 TL Paprikapulver | Öl | Rosmarin | Thymian | Salz | Pfeffer

Zubereitung

1. Die Zwiebel und die Möhren schälen und klein schneiden.
2. Die Paprika waschen, den Deckel abschneiden und entkernen.
3. Die Zwiebeln und die Möhren in einem Topf in etwas Öl glasig anbraten und mit 2 Tassen Wasser ablöschen und aufkochen.
4. Den Reis und etwas Salz mit in den Topf geben und köcheln lassen, bis der Reis weich ist.
5. Den fertigen Reis mit Paprikapulver, Rosmarin, Thymian, Salz und Pfeffer würzen.
6. Die Paprika mit Reis-Gemüse-Mischung füllen.
7. Den Backofen auf 200 Grad vorheizen und für **25 Minuten** in den Backofen geben.

Vegane Gnocchi

20 Minuten

Zutaten

1 Packung vegane Gnocchi | 12 Rosenkohl | 3 Knoblauchzehen | 2 EL Olivenöl | 2 EL Pinienkerne | 1/2 Packung vegane Sahne | Muskat | Salz | Pfeffer

Zubereitung

1. Die Gnocchi in Salzwasser kochen, bis sie oben schwimmen.
2. Den Knoblauch schälen und fein hacken.
3. Den Rosenkohl waschen, den Stielansatz entfernen und vierteln.
4. Etwas Öl in eine Pfanne geben und den Rosenkohl mit Knoblauch und Pinienkernen anbraten.
5. Die Sahne in die Pfanne geben und nach Geschmack mit Muskat, Salz und Pfeffer würzen.
6. Alles köcheln lassen, bis der Rosenkohl bissfest ist.
7. Anschließend die Gnocchi in die Pfanne geben und unterheben.

Kichererbsen-Süßkartoffel-Falafel

80 Minuten

Zutaten

500 g Süßkartoffeln | 250 g Kichererbsen (Dose) | 90 g Kichererbsenmehl | 1 Handvoll Petersilie | 1 Handvoll Koriander | 1 EL Rapsöl | 1 TL Kurkuma | 1 TL Kreuzkümmel | Sesamsamen | Salz

Zubereitung

1. Die Süßkartoffeln schälen und in 1 cm dicke Scheiben schneiden.
2. Die Scheiben in eine Schüssel geben und das Rapsöl dazugeben und alles miteinander vermengen.
3. Ein Backblech mit Backpapier auslegen und die Süßkartoffeln darauf geben.
4. Den Backofen auf 170 Grad vorheizen und die Süßkartoffeln für **30 Minuten** in den Backofen geben.
5. Die fertigen Süßkartoffeln abkühlen lassen.
6. Anschließend die Süßkartoffeln mit Kichererbsen, Kichererbsenmehl, Petersilie, Koriander, Kurkuma, Kreuzkümmel und Salz zu einer glatten Masse pürieren.
7. Mit angefeuchteten Händen aus der Masse Kugeln formen und dieses etwas flach drücken.
8. Jede Falafel mit Öl bestreichen und anschließend in Sesam dippen.
9. Die Falafel auf ein mit Backpapier ausgelegtes Blech legen und für **30 Minuten** bei 170 Grad in den Backofen geben.

Grünkohl-Minestrone

25 Minuten

Zutaten

300 g Grühkohl | 4 Möhren | 3 Knoblauchzehen | 2 Pastinaken | 2 Zwiebeln | 1 Zucchini | 1 Dose weiße Bohnen | 1,5 l Wasser | 5 EL Olivenöl | 3 EL Gemüsebrühe | Salz | Pfeffer

Zubereitung

1. Die Zwiebeln und den Knoblauch schälen und fein schneiden.
2. Die Möhren und Pastinaken schälen und klein schneiden.
3. Die Bohnen abtropfen.
4. Die Zucchini waschen und klein schneiden.
5. Den Grünkohl in Streifen schneiden.
6. Etwas Öl in einen Topf geben und die Zwiebeln, Knoblauch, Möhren und Pastinaken darin andünsten.
7. Das Wasser mit der Brühe zum Gemüse geben und aufkochen lassen, anschließend **20 Minuten** köcheln lassen.
8. Die Bohnen, Zucchini und Grünkohl **5 Minuten** vor Ende der Garzeit mit in den Topf geben.
9. Alles mit Salz und Pfeffer abschmecken.

Backrezepte

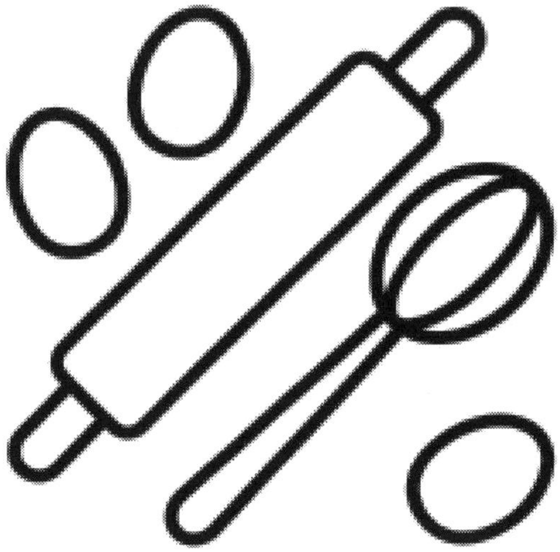

Fruchtstreuselwunder

90 Minuten

Zutaten für den Teig

300 g Mehl | 60 g Zucker | 20 g frische Hefe | 50 g Butter | 1 Eigelb | 150 ml Milch

Zutaten für die Streusel

120 g Mehl | 100 g Butter | 100 g Zucker

Weitere Zutaten

250 g Obst nach Wahl **(siehe Liste)**

Zubereitung

1. Die Milch leicht erwärmen und mit dem Zucker und der Hefe verrühren, bis die Hefe sich aufgelöst hat.
2. Das Eigelb dazu geben und weiter verrühren.
3. Das Mehl und die Butter hinzufügen und mit Knethaken eines Mixers verkneten. Anschließend mit den Händen zu einem glatten Teig verarbeiten.
4. Den Teig für **1 Stunde** an einem warmen Ort ruhen lassen.
5. Den Teig in sechs Teile aufteilen und diese etwa einen halben Zentimeter dick rund ausrollen.
6. Die Teigkreise auf ein Backblech legen.
7. Das Obst waschen und zerkleinern und auf die Teigkreise verteilen.

8. Mehl, Butter und Zucker zu Streuseln kneten und diese dann auf dem Obst verteilen.
9. Den Backofen auf 180 Grad vorheizen und die Fruchtstreuselwunder für **18 Minuten** backen lassen.

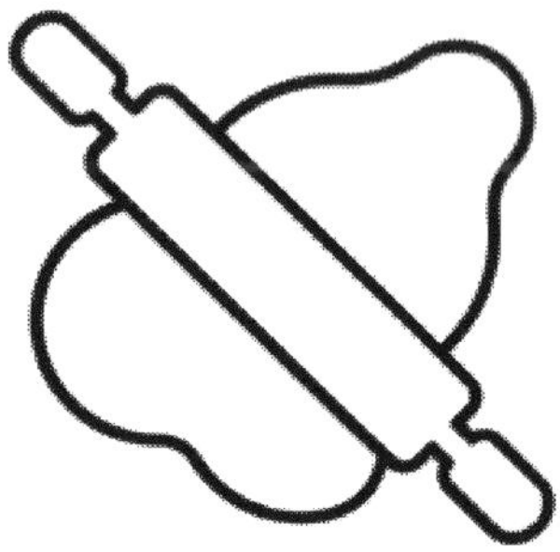

Grissini

25 Minuten

Zutaten

150 g Mehl | 10 ml Olivenöl | 50 ml Wasser | Prise Salz |

Zubereitung

1. Alle Zutaten in eine Schlüssel geben und mit Knethaken zu einem glatten Teig verkneten.
2. Den Teig mit den Händen noch einmal verkneten und den Teig anschließend auf etwas Mehl rechteckig ausrollen.
3. Mit einem Messer den Teig in 1 Zentimeter dünne Streifen schneiden.
4. Die Streifen zu Grissini rollen und auf ein mit Backpapier ausgelegtes Blech legen.
5. Den Backofen auf 190 Grad vorheizen und die Grissini für **13 Minuten** backen lassen.

Heidelbeerscones

30 Minuten

Zutaten

300 g Heidelbeeren | 280 g Mehl | 100 g Butter | 50 g brauner Zucker | 10 g Backpulver | 150 ml Sahne | 50 ml Milch | 1 Ei | Prise Salz

Zubereitung

1. Das Mehl mit Zucker, Backpulver und Salz in einer Schüssel vermischen.
2. Die kalte Butter hinzugeben und mit den Händen verkneten.
3. Die Milch und Sahne mit einer Gabel locker unterheben (nicht kneten).
4. Anschließend die Heidelbeeren unter den Teig heben.
5. Den Teig auf etwas Mehl auf die Arbeitsfläche legen und mit den Händen zu einem runden Teigfladen formen.
6. Den Teig in acht Ecken schneiden, wie ein Kuchen und auf ein mit Backpapier ausgelegtes Blech legen.
7. Das Ei verquirlen und die Scones damit bepinseln.
8. Den Backofen auf 220 Grad vorheizen und die Scones für **14 Minuten** backen.

Donuts

45 Minuten

Zutaten

160 g Mehl | 100 g Butter | 40 g Zucker | 250 ml Wasser | 4 Eier | 2 Eigelb | 8 EL Puderzucker | Prise Salz

Zubereitung

1. Die Butter mit Wasser, Zucker und Salz in einen Topf geben und aufkochen lassen.
2. Den Topf vom Herd nehmen und das Mehl hinzufügen und alles mit einem Kochlöffel zu einer glatten Masse verrühren.
3. Den Topf wieder auf den Herd stellen und den Teig von allen Seiten eine Minute abbrennen lassen (den Kochlöffel im Topf entlang der Seiten rühren).
4. Den abgebrannten Teig in eine Schüssel geben und ca. **5 Minuten** abkühlen lassen.
5. Die Eier und das Eigelb einzeln zum Teig geben und mit einem Mixer verrühren.
6. Den Teig in eine Spritztülle füllen und Kreise auf ein mit Backpapier ausgelegtes Blech spritzen.
7. Den Backofen auf 200 Grad vorheizen und die Donuts für **20 Minuten** backen.
8. Den Puderzucker mit etwas Wasser zu einem Guss verrühren und auf die abgekühlten Donuts streichen.

Cookies

25 Minuten

Zutaten

280 g Dinkelmehl | 200 g weiße Schokolade | 170 g Butter | 150 g brauner Zucker | 90 g weißer Zucker | 1/2 TL Natron | 1 Ei | 1 Eigelb

Zubereitung

1. Die Butter mit dem braunen und weißen Zucker für **2 Minuten** aufschlagen.
2. Das Ei und das Eigelb hinzugeben und untermischen.
3. Das Mehl und Natron hinzugeben und mit Knethaken verrühren.
4. Die Schokoladen hacken und unter den Teig heben.
5. Den Teig zu kleinen Kugeln formen und auf ein mit Backpapier ausgelegtes Blech legen.
6. Den Backofen auf 190 Grad vorheizen und die Cookies für **10 Minuten** backen.

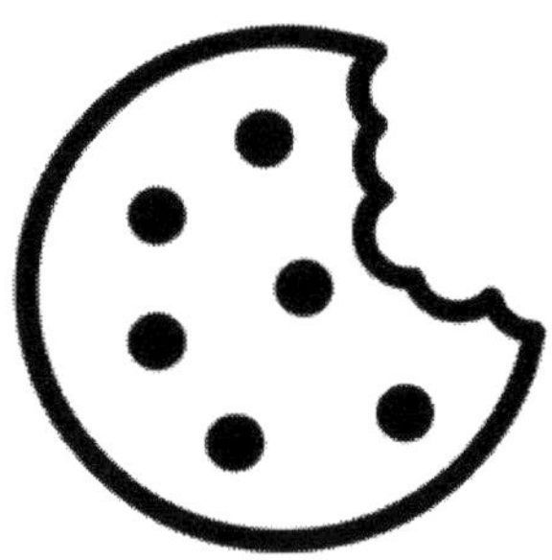

Apfelblätterteigtaschen

25 Minuten

Zutaten

1 Packung Blätterteig | 1 großer Apfel | 1 Päckchen Vanillezucker | 2 EL Puderzucker

Zubereitung

1. Den Apfel waschen und in kleine Stück schneiden und mit dem Vanillezucker vermischen.
2. Den Blätterteig in ca. 6x6 cm große Stücke schneiden und die Apfelstücke auf dem Teig verteilen und zusammenklappen.
3. Den Backofen auf 180 Grad vorheizen und die Apfeltaschen für **15 Minuten** backen.
4. Die Apfeltaschen nach dem backen mit Puderzucker bestäuben.

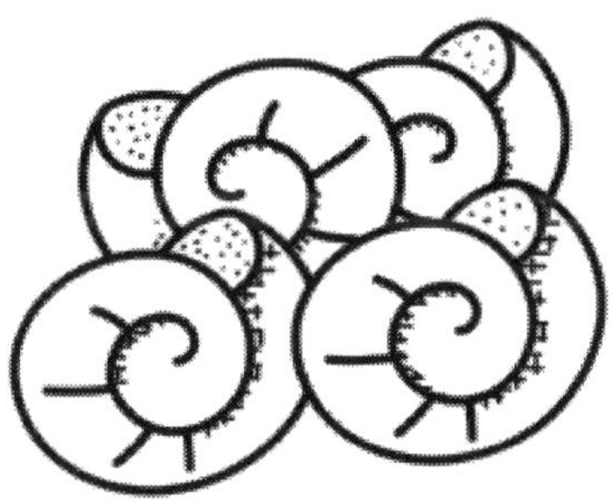

Apfelbrot

50 Minuten

Zutaten

150 g Mandelmehl | 80 g Haselnüsse | 80 g Feigen | 60 g Kokosöl | 2 Äpfel | 4 Eier | 2 EL Honig | 2 TL Zimt | 1/2 TL Backpulver | 1/2 TL Natron | 1/2 TL Muskat | 1/2 TL Nelkenpulver | Prise Salz

Zubereitung

1. Die Äpfel waschen, schälen und würfeln.
2. Die Feigen ebenfalls waschen und würfeln.
3. Das Mehl mit Zimt, Backpulver, Natron, Muskat, Nelkenpulver und Salz in einer Schüssel vermischen.
4. Die Eier in einer weiteren Schüssel aufschlagen und den Honig und geschmolzenes Kokosöl hinzugeben.
5. Die beiden Massen miteinander vermengen und die Äpfel, Feigen und Haselnüsse unterheben.
6. Eine Kastenform einfetten und den Teig hineinfüllen.
7. Den Backofen auf 175 Grad vorheizen und das Brot für **35 Minuten** backen.

Maronenbrot

6 Stunden

Zutaten

500 g Kastanienmehl | 150 g Macadamianüsse | 140 g Rosinen | 70 g Sonnenblumenkerne | 4 EL Butter | 3 EL Honig | 2 Rosmarinstängel | Prise Salz

Zubereitung

1. Die Walnüsse und die Sonnenblumenkerne für **4 Stunden** in Wasser einweichen.
2. Die Rosinen für **1,5 Stunden** in 700 ml Wasser einweichen (Das Rosinenwasser aufheben).
3. Das Kastanienmehl in eine Schüssel geben und nach und nach das Rosinenwasser hinzugeben und zu einem glatten Teig verrühren.
4. Den Honig und das Salz zum Teig geben.
5. Die Blätter von den Rosmarinstängeln entfernen und klein hacken und unter den Teig heben.
6. Die Macadamianüsse hacken und mit den Sonnenblumenkernen und Rosinen vermischen. Etwas 2/3 der Mischung unter den Teig heben.
7. Den Teig in eine mit Butter gefettete Form geben.
8. Den Backofen auf 175 Grad vorheizen und das Brot für **20 Minuten** in den Backofen geben.
9. Den Rest der Mischung auf dem Brot verteilen und für weitere **30 Minuten** in den Backofen geben.

Kürbisbrot

2 Stunden

Zutaten

1 Kürbis | 90 g Kokosmehl | 50 g Kokosöl | 4 Eier | 2 TL Zimt | 1 TL Backpulver | 1 TL Vanillezucker | 2 Handvoll gehackte Macadamianüsse

Zubereitung

1. Den Backofen auf 190 Grad vorheizen.
2. Die Kerne aus dem Kürbis entfernen und den Kürbis etwas zerkleinern und auf ein mit Backpapier ausgelegtes Blech legen.
3. Den Kürbis für ca. **45 Minuten** in den Backofen geben, bis das Kürbisfleisch weich ist.
4. Den Kürbis abkühlen lassen und die Schale entfernen.
5. Den Kürbis anschließend mit einer Gabel zerdrücken bis ein Mus entsteht.
6. Die Eier in einer Schüssel schaumig schlagen und das Kürbismus und geschmolzenes Kokosöl hinzugeben und alles miteinander verrühren.
7. Das Kokosmehl mit den Backpulver und den Gewürzen vermengen und zur Kürbismasse geben.
8. Die gehackten Makadamianüsse ebenfalls unterheben.
9. Eine Kastenform einfetten und den Teig hineingeben.
10. Den Backofen auf 175 Grad vorheizen und das Brot für **45 Minuten** in den Backofen geben.

Früchtebrot

85 Minuten

Zutaten

170 g Mandelmehl | 100 g Kokosöl | 100 g Brombeeren | 60 g Chia | 50 g Kokosraspeln | 3 Eier | 5 EL Honig | 2 EL Apfelmus | 3 TL Backpulver | Prise Salz

Zubereitung

1. Die Eier mit dem Kokosöl und Honig cremig schlagen.
2. Das Mandelmehl, Kokosraspeln, Chiasamen, Backpulver und Salz hinzugeben.
3. Den Apfelmus zum Teig geben und die Brombeeren unterheben.
4. Die Backform einfetten und den Teig hineingeben.
5. Den Backofen auf 170 Grad vorheizen und das Brot für **70 Minuten** in den Backofen geben. Nach **50 Minuten** die Backform mit Alufolie abdecken.

Schokofudge

130 Minuten

Zutaten

300 g weiße Schokolade | 50 g Macadamianüsse | 50 g Nussmus | 100 ml Kokosmilch | 2 EL Honig | 1 TL Meersalz | Vanillextrakt

Zubereitung

1. Alle Zutaten, außer der Macadamia Nüsse, in einen Topf geben und unter ständigem Rühren schmelzen lassen.
2. Die Macadamianüsse unter die Masse heben.
3. Eine Backform einfetten und die Schokoladenmasse hineinfüllen.
4. Die Masse für **2 Stunden** in den Kühlschrank stellen, bis sie fest geworden ist.
5. Anschließend in eine quadratische Form schneiden.

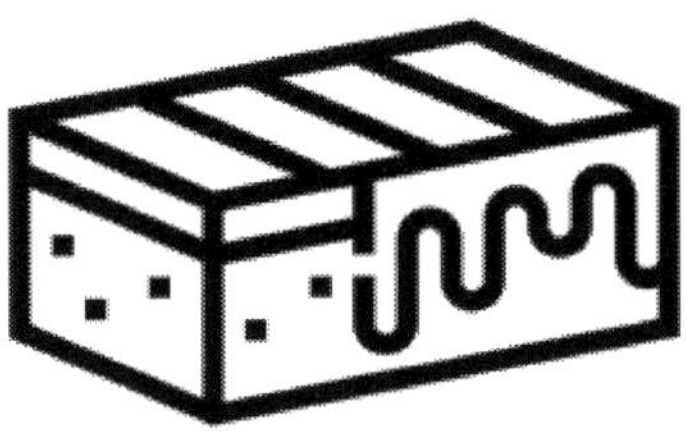

Grießschnitten

40 Minuten

Zutaten

500 ml Milch | 100 g Dinkelgrieß | 20 g Butter | 20 g Butter | 1 Ei | 1 EL Zucker | ½ Päckchen Vanillezucker | Salz | Zimt | Semmelbrösel

Zubereitung

1. Die Milch aufkochen, Butter und Gewürze zugeben und den Grieß langsam dazugeben.
2. Unter Rühren so lange kochen, bis die Masse gut eingedickt ist und der Grieß gar ist.
3. Die Grießmasse auf ein Backblech streichen und komplett erkalten lassen.
4. Die fest gewordene Grießmasse in Rechtecke schneiden.
5. Danach in verquirltem Ei und dann in den Bröseln wenden.
6. Anschließend in heißem Öl kurz knusprig ausbacken.

Crêpes

25 Minuten

Zutaten

100 ml Kokosmilch | 2 Eier | 4 EL Pfeilwurzelmehl | 3 EL Kokosöl | 1 EL Kokosmehl | Prise Vanille | Prise Salz

Zubereitung

1. Die Eier in eine Schüssel geben und schaumig schlagen.
2. Die Kokosmilch mit dem Pfeilwurzelmehl, Kokosmehl und einer Prise Salz hinzugeben und alles mischen.
3. Etwas Kokosöl in einer Pfanne erhitzen und etwas Teig von der Mitte der Pfanne aus verteilen.
4. Den Crêpe etwas **1 Minute** lang backen bis er sich lösen lässt, anschließend wenden.

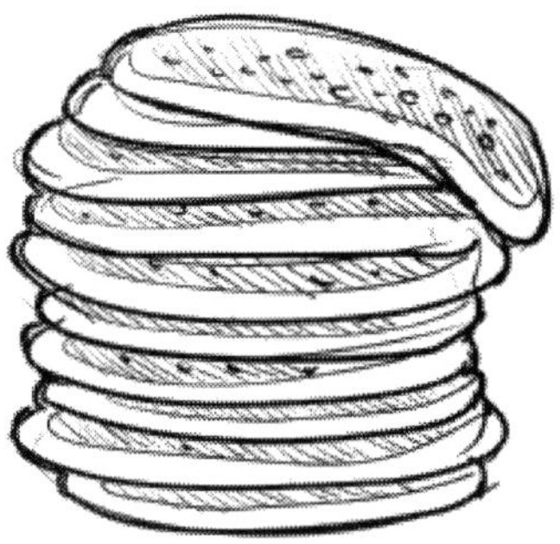

Karotten Muffins

35 Minuten

Zutaten

300 g Vollkornmehl | 200 g Rahm | 160 g Rohrzucker | 150 g Sonnenblumenöl | 130 g geriebene Karotten | 90 g gemahlene Haselnüsse | 30 g Sesam | 2 Eier | 1 Packung Backpulver | 2 EL Zitronensaft (nach Verträglichkeit)

Zubereitung

1. Die Karotten schälen und fein raspeln.
2. Das Mehl und das Backpulver in einer Schüssel miteinander vermischen.
3. In einer weiteren Schüssel die restlichen Zutaten miteinander vermengen und anschließend das Mehl unterheben.
4. Alle Zutaten auf niedriger Stufe mit einem Mixer verrühren.
5. Den Teig in Muffinformen füllen.
6. Den Backofen auf 160 Grad vorheizen und die Muffins für **25 Minuten** backen.

Becherkuchen

50 Minuten

Zutaten

250 g glattes Mehl | 250 g griffiges Mehl | 250 g Zucker | 250 ml Naturjoghurt laktosefrei | 190 g Öl | 3 Eier | 1 Packung Backpulver | 1 Packung Vanillezucker | Obst nach Wahl | Prise Salz

Zubereitung

1. Das Mehl mit dem Backpulver versieben.
2. Den Zucker mit Vanillezucker, Eiern und einer Prise Salz schaumig schlagen.
3. Den Joghurt langsam unter die Zuckermasse rühren und das Mehl unterheben.
4. Das Öl langsam in den Teig fließen lassen und kurz umrühren.
5. Ein Backblech einfetten und den Teig hineingeben.
6. Den Backofen auf 180 Grad vorheizen und den Kuchen für **30 – 40 Minuten** backen.

Desserts

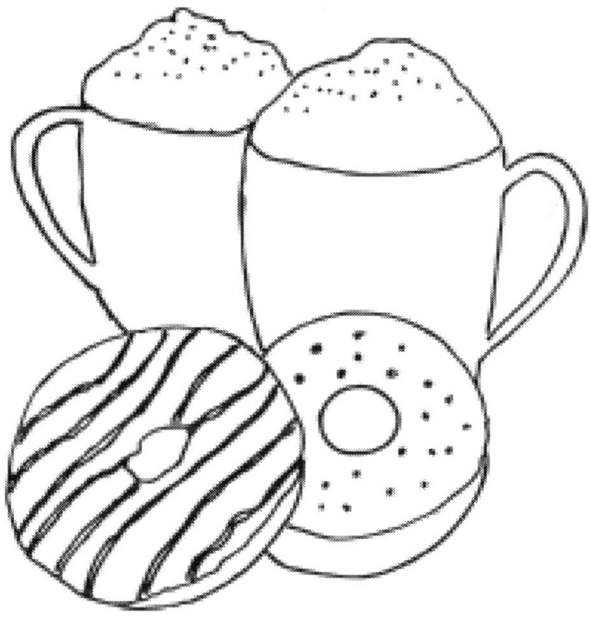

Apfelcrumble

30 Minuten

Zutaten

100 g Dinkelvollkornmehl | 100 g Macadamianüsse | 4 Äpfel | 2 EL Honig | 1 EL Rosinen | Zimt

Zubereitung

1. Die Äpfel schälen und in Scheiben schneiden und diese in einer Auflaufform auslegen.
2. Die Macadamianüsse fein hacken.
3. Alle Zutaten mit den Händen kneten, bis Streusel entstehen.
4. Die Streusel gleichmäßig auf den Äpfeln verteilen.
5. Den Backofen auf 160 Grad vorheizen und den Apfelcrumble für **25 Minuten** in den Backofen geben.

Kaiserschmarn

15 Minuten

Zutaten

200 g Dinkelvollkornmehl | 50 g Rosinen | 4 Eier | 300 ml Reismilch | Prise Salz

Zubereitung

1. Die Eier trennen und das Eigelb für den Teig verwenden.
2. Das Mehl mit Eigelb, Milch, Salz und Rosinen zu einem glatten Teig verrühren.
3. Etwas Öl in einer Pfanne erhitzen und 3 cm Teig in die Pfanne geben, bis er goldbraun ist.
4. Wenn der Teig fest ist, diesen mit einem Kochlöffel in mundgerechte Stücke zerteilen.

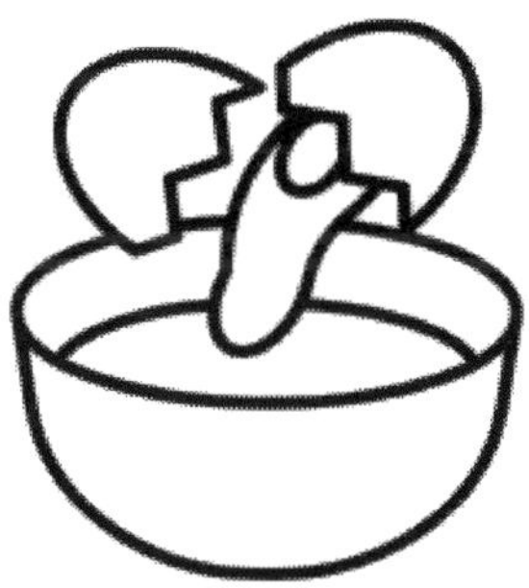

Beerentraum

15 Minuten

Zutaten

700 g Brombeeren | 400 g Naturjoghurt laktosefrei | 150 g Mascarpone laktosefrei | 2 Eier | 1 TL Zitronenschale | 2 TL Vanillezucker | Pinienkerne | Zucker

Zubereitung

1. Die Beeren mit der Zitronenschale und Zucker nach Geschmack vermengen.
2. Den Naturjoghurt mit Mascarpone und Vanillezucker verrühren.
3. Die Eier mit 4 EL Zucker schaumig schlagen.
4. Die Eiercreme unter die Naturjoghurtcreme heben.
5. Die Beeren und die Joghurtcreme abwechselnd in einem Glas schichten.
6. Die Gläser kalt stellen.
7. Die Pinienkerne vor dem servieren in einer Pfanne ohne Öl anbraten und auf das Dessert geben.

Fruchttraum

10 Minuten

Zutaten

250 g Kirsche oder Marille | 500 g Naturjoghurt laktosefrei | 50 g Mandelstifte | 2 EL Honig | Vanillezucker | Zucker

Zubereitung

1. Den Naturjoghurt nach Geschmack mit Vanillezucker und Zucker süßen.
2. Die Mandelstifte in einer Pfanne ohne Öl anbraten.
3. Die Früchte pürieren und mit Honig abschmecken.
4. Den Joghurt und die Mandelstifte in Gläsern schichten und oben drauf das Fruchtmus einfüllen.

Haferkekse

20 Minuten

Zutaten

160 g Haferflocken | 110 g gemahlene Haferflocken | 120 g Apfelmus | 150 g Honig | 1 Handvoll Macadamianüsse | 1 Handvoll Cranberries, Rosinen oder Datteln | 2 EL Kokosöl | 2 EL Kokosraspeln | 1 EL Vanille | 1,5 TL Backpulver | 1 TL Zimt | Prise Salz

Zubereitung

1. Alle Zutaten miteinander vermengen und so lange mixen bis ein Teig entsteht.
2. Mit den Händen Kekse formen und auf ein mit Backpapier ausgelegtes Backblech legen.
3. Den Backofen auf 180 Grad vorheizen und für **15 Minuten** in den Backofen geben bis sie goldbraun sind.

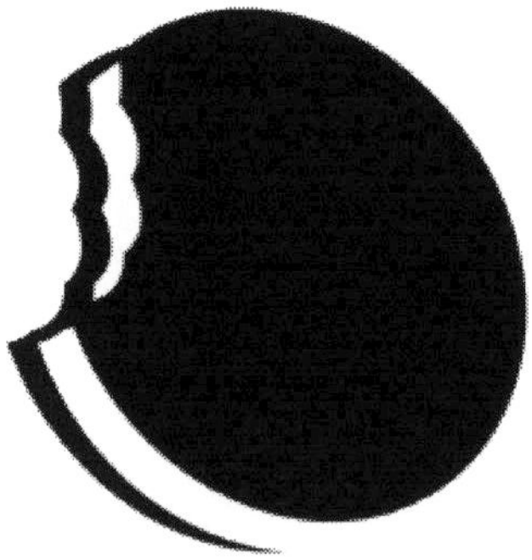

Kokoskugeln

60 Minuten

Zutaten

120 g Kokosraspeln | 60 g getrocknete Cranberries | 170 ml Ahornsirup | 1 TL Vanille | Prise Salz

Zubereitung

1. Alle Zutaten in einer Schüssel mit den Händen vermischen.
2. Die Masse zu kleinen Kugeln formen und mindestens für **1 Stunde** in den Kühlschrank geben.

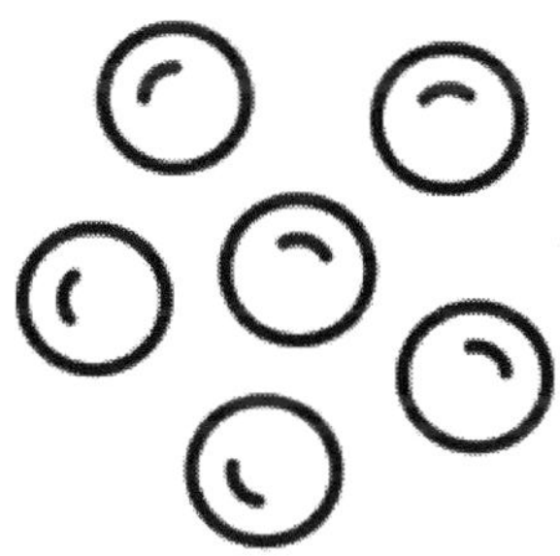

Honigmelonensalat

15 Minuten

Zutaten

1 Honigmelone | 10 Aprikosen | 8 Blüten von Lavendelähren

Zubereitung

1. Die Honigmelone halbieren, entkernen und mit einem Kugelausstecher kleine Kugeln aus dem Fruchtfleisch ausstechen.
2. Den übrig gebliebenen Saft zur Seite stellen.
3. Aprikosen waschen, entkernen und in kleine Stücke schneiden.
4. Die Zutaten miteinander vermengen und die Lavendelblüten unterheben.

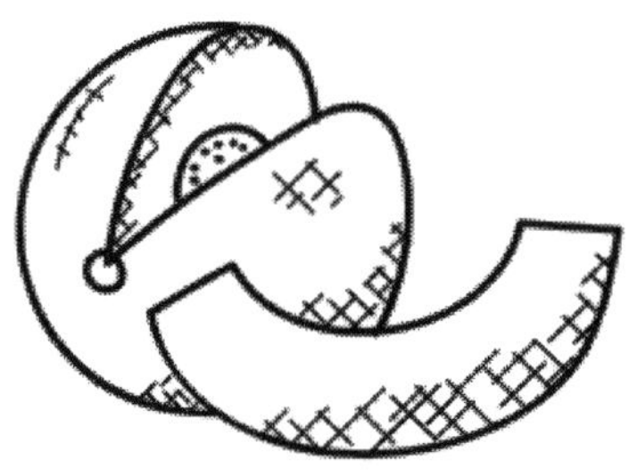

Frozen Joghurt

30 Minuten

Zutaten

200 g Naturjoghurt laktosefrei | 2 EL Beeren (siehe Tabelle) | 2 TL Vanille gemahlen | 1 TL Dattelsirup | Mandeln gehackt

Zubereitung

1. Die gemahlene Vanille in den Naturjoghurt geben und verrühren.
2. Den Joghurt anschließend für **30 Minuten** in die Gefriertruhe geben.
3. Den gefrorenen Joghurt mit den Beeren, Dattelsirup und Mandeln garnieren.

Hinweis: Es können natürlich Toppings nach Wahl auf den Frozen Joghurt gegeben werden.

Snackkugeln

25 Minuten

Zutaten

9 Datteln | 5 getrocknete Aprikosen | 45 g Mandeln ungeschält | 2 EL weiße Schokostückchen | 1 EL Kürbiskerne | 1 EL Chiasamen | 1 EL Sonnenblumenkerne | 1/2 TL Zimt

Zubereitung

1. Die ungeschälten Mandeln in einen Mixer geben und zu einem sämigen Püree zerkleinern.
2. Die Datteln und die Aprikosen zu den Mandeln in den Mixer geben und alles mixen, bis eine gleichmäßige Masse entsteht.
3. Die Chiasamen mit den Kürbiskernen, Sonnenblumenkernen, Schokostückchen und dem Zimt in die Masse geben und alles gut vermengen.
4. Die Hände mit etwas kaltem Wasser anfeuchten und aus der Masse kleine Kugeln formen.
5. Anschließend in den Kühlschrank geben.

Eis am Stiel

20 Minuten

Zutaten

500 ml Kokosmilch | Früchte nach Geschmack (siehe Tabelle) | 3 EL Chiasamen | 2 EL Dattelsirup

Zubereitung

1. Die Chiasamen mit 100 ml Kokosmilch in ein Glas geben und für **15 Minuten** im Kühlschrank quellen lassen.
2. Die Früchte waschen und klein schneiden und in die Eisförmchen hineinfüllen.
3. Die restliche Kokosmilch mit dem Dattelsirup zu den aufgequollenen Chiasamen geben und die Massen in die Eisformen füllen.
4. Das Eis für mindestens **2 Stunden** in die Gefriertruhe geben.

Motiviert bleiben

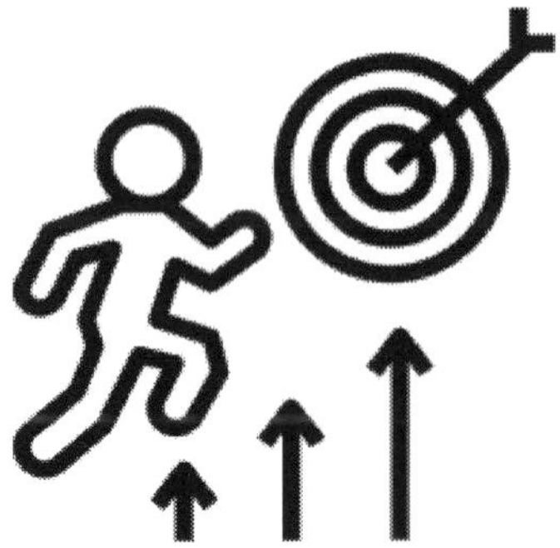

Der Beginn einer Ernährungsumstellung ist meist schwierig, da die neuen Gewohnheiten noch nicht bestehen. Der Wechsel von einer gewöhnlichen Ernährung zu einer, die arm an Histamin ist, ist meist schwer und bedeutet einen deutlichen Einschnitt in die bisherigen Ernährungsgewohnheiten.

Positiv am Beginn der Ernährungsumstellung ist jedoch, dass sie etwas Neues bedeutet und die Beschwerden, die durch die Intoleranz entstehen, relativ schnell abklingen. Das motiviert selbstverständlich, denn schnelle positive Resultate zeigen, dass eine Besserung durchaus möglich ist und spornen dazu an, die Ernährungsumstellung weiterhin durchzuführen.

Das menschliche Gehirn ist jedoch darauf ausgerichtet, Dinge relativ schnell wieder zu vergessen. Eine Sache, die dabei besonders schnell in unserem Gedächtnis abgeschwächt wird, ist Schmerz, den wir erfahren. Bereits kurz nach dem ein Kind hingefallen ist, vergisst es wieder, dass ihm sein aufgeschürftes Knie weh tut und rennt genauso unerschrocken durch die Welt wie zuvor. Auch wenn Erwachsene nicht mehr ganz so schnell vergessen können, so verblasst die

Erinnerung an den Schmerz letztendlich doch. Dies ist zum einen gut, denn sonst würden wir in ständiger Angst leben, ein weiteres Mal Schmerz ertragen zu müssen. In dem Fall einer Intoleranz ist diese Eigenschaft des menschlichen Gehirns jedoch nicht immer förderlich. Denn sobald der Schmerz oder die Beschwerden der Symptome abschwellen, fangen wir an, diese zu vergessen und bereits nach einigen Tagen oder Wochen kommt folgender Gedanke auf: War der Kopfschmerz wirklich so stark? Waren die Verdauungsbeschwerden wirklich so schrecklich und der Hautausschlag wirklich so furchtbar?

In diesen Augenblicken wird es immer schwerer, die Ernährung histaminarm beizubehalten und nicht in alte Gewohnheiten und eine normale Ernährung zurückzufallen. Das Problem bei einer Histaminintoleranz liegt genau darin, dass viele Nahrungsmittel weggelassen werden müssen. Besonders auf viele Früchte muss verzichtet werden und gute Alternativen sind nicht immer leicht zu finden. Der Gang in den Supermarkt ist nicht mehr so einfach, denn es muss genauestens überlegt werden, welche Lebensmittel sich für eine histaminarme Ernährung eignen. Dies kann demotivierend sein, denn in den meisten Fällen ist nicht die ganze Familie von einer solchen Intoleranz betroffen, sodass nicht nur geeignete Nahrungsmittel den Weg in den Einkaufswagen finden.

Es ist jedoch so, dass die Symptome der Intoleranz auch genauso schnell wieder auftreten, wie sie bei einer optimalen Ernährung abebben. Sobald Sie also die Diät aufgeben und wieder zu einer normalen Ernährung zurückkehren, kehren auch die Verdauungsbeschwerden, Kopfschmerzen oder Hautausschläge wieder zurück. Von da an beginnt der Prozess der Besserung erneut.

Es ist nervenaufreibend, eine Diät durchzuhalten und so viele Gerichte, die so lecker erscheinen und die man ein Leben lang essen konnte, plötzlich nicht mehr verzehren zu können. Doch noch schlimmer sind die Schmerzen und Beschwerden, die bei einer normalen Ernährung und der Einnahme von größeren Mengen an Histamin entstehen.

Um motiviert zu bleiben ist es sehr wichtig, sich von alten Gewohnheiten loszulösen und sich der neuen Ernährung gegenüber offen zu zeigen. Es bringt nichts, sich auszumalen, welche Gerichte man gerne essen würde und wie schade es ist, dass man dies nun nicht kann. Darüber hinaus gibt es heut zu Tage zahlreiche Rezepte, die man mit einfachen Alternativen so abändern kann, dass sie genauso gut schmecken, wie die herkömmlichen Rezepte, jedoch histaminarm sind.

Wichtig ist, die Gedanken darauf zu lenken, dass es sich nicht um einen Verzicht handelt, sondern vielmehr darum, einen gesunden Lebensstil zu leben und dabei so gesund und fit zu sein, wie irgend möglich. Es geht somit nicht um etwas schlechtes, die Ernährungsumstellung ist nichts gegen Sie, sondern soll dazu dienen, dass es Ihnen so gut geht wie nie zuvor und Sie Ihren Alltag genießen können.

Oft denken wir an den Moment, daran, dass es auf etwas geräucherten Fisch oder eine Salami nicht ankommt. Dabei verdrängen wir die Wirkung dieser Lebensmittel auf unseren Körper. Später hingegen erscheinen die Schmerzen erneut und wir bereuen, nachgegeben zu haben, nur um den Moment zu genießen.

Die Motivation geht immer auch einher mit Disziplin. Denn nur auf Motivation können wir uns nicht verlassen. Wir verspüren sie in manchen Momenten stärker, in anderen hingegen weniger. Damit Sie in solchen Augenblicken trotzdem stark bleiben und sich auf Ihre histaminarme Ernährung konzentrieren können, beschreibe ich Ihnen im nächsten Kapitel, welche wichtige Rolle die Disziplin in diesem Prozess einnimmt.

Disziplin im Alltag

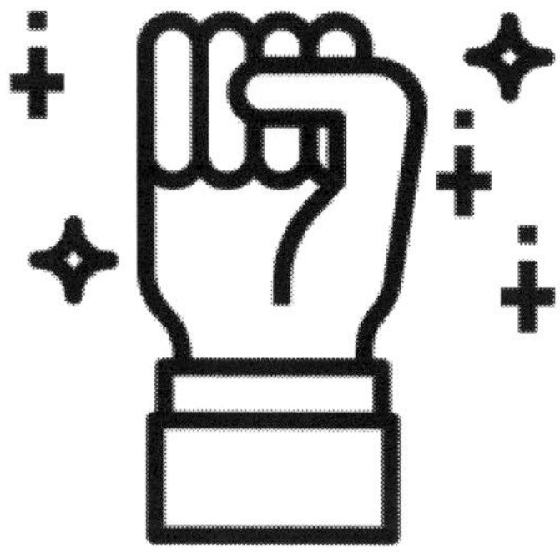

Eine Ernährungsumstellung ist immer eine Veränderung, die deutlich in den Alltag einer Person einschneidet. Dies hat in diesem Fall selbstverständlich gute Auswirkungen, denn die Umstellung wird aus gesundheitlichen Gründen vorgenommen und dient dazu, dass es Ihnen in Ihrem Leben besser geht. Doch eine Einschränkung der Lebensmittel, die verzehrt werden dürfen, bedeutet immer auch ein Gefühl des Verzichts. Aus diesem Grund erscheint sie nicht immer als rein positiv. Denn Verzicht verbinden wir mit etwas negativem.

Aus diesem Grund kann es durchaus passieren, dass wir eine so drastische Ernährungsumstellung bereits nach einigen Wochen nicht mehr als absolut notwendig empfinden und dazu verleitet werden, zu histaminreichen Lebensmitteln zu greifen. Die Ausnahmen sind erst nur gelegentlich, werden jedoch immer zahlreicher und schnell passiert es, dass wir zu alten Gewohnheiten zurückkehren. Im Falle einer Intoleranz, wenn es sich also nicht um eine Diät handelt, die Sie sich selbst aufgebürdet haben, um einem bestimmten Gewicht näher zu kommen, ist die Diät jedoch überaus wichtig. Denn sobald Ihnen ein Ausrutscher passiert und Sie beispielsweise auf einem Familienessen doch ein Würstchen oder einen Salat mit Schinken essen, dann spüren

Sie die Folgen bereits nach kurzer Zeit. Dies macht es einfacher, eine gewisse Disziplin aufrecht zu erhalten. Denn umso schneller die Auswirkung eines Ausrutschers oder einer Nachgiebigkeit einsetzt, desto enger verbinden wir sie mit derselben. Andersrum gilt dies ebenso. Umso weiter in der Zukunft die Konsequenz eines bestimmten Verhaltens liegt, desto schwerer fällt es uns, in jedem Augenblick absolut diszipliniert zu sein.

Wichtig ist, die Konsequenz im Alltag zu zeigen. Im nächsten Teil dieses Buches werde ich Ihnen zahlreiche Rezepte an die Hand geben, mit deren Hilfe dies möglich wird. Oft erscheint es uns zu Anfang als ein unerreichbares Unterfangen, die gesamte Ernährung umzustellen. Doch im Falle einer Krankheit, wie in einer Histaminintoleranz, ist dies unbedingt notwendig.

Darüber hinaus werden Sie jedoch zusätzlich Medikamente von Ihrem Arzt verschrieben bekommen, die es Ihnen ermöglichen, die Menge an Histamin in Lebensmitteln mit geringem bis mittlerem Histamingehalt in Ihrem Verdauungstrakt zu spalten und weiter zu verwerten. Diese Medikamente machen es Ihnen möglich, bestimmte Nahrungsmittel in Ihre Ernährung aufzunehmen. Wenn Sie wissen, dass Ihnen ein besonderer Anlass bevorsteht, bei welchem Sie nicht auf bestimmte Gerichte verzichten möchten, so können Sie diese Medikamente im Voraus einnehmen, sodass Ihrem Körper bei der Spaltung des Histamins geholfen wird. Dieses Wissen hilft Ihnen dabei, den Verzicht nicht allzu stark zu spüren und die Aussicht auf einen besonderen Anlass erleichtert es Ihnen, im Alltag durchzuhalten und stark zu bleiben.

Danke

Ich danke Ihnen herzlich dafür, dass Sie sich zum Kauf dieses Buches entschieden haben. Ich hoffe, dass ich Ihnen mit dem theoretischen Teil dieses Buches zu mehr Wissen über dieses spezifische Thema und diese Intoleranz, die so vielen noch nicht bekannt ist, verhelfen konnte. Sicherlich haben Sie viel Neues erfahren und sich in vielen Momenten selbst wiedererkannt. Wichtig war mir vor allem, Ihnen zu vermitteln, dass es sich um eine Intoleranz handelt, welche bisher zwar schon viel erforscht wurde, über die jedoch weiterhin relativ wenig bekannt ist.

Darüber hinaus sind die Symptome und die Beschwerden, die im Zusammenhang mit einer Histaminintoleranz so unterschiedlich, dass keine allgemeingültige Diagnose oder Prognose aufgestellt werden kann. Dies erschwert es den Ärzten, ein klares Bild von der Krankheit beziehungsweise Intoleranz zu erhalten und die Forschungen für zukünftige Fälle voranzutreiben.

Diese Eigenschaft der Histaminintoleranz macht es jedoch überaus notwendig, dass Sie einen guten behandelnden Arzt haben, dem es um Ihr Wohl geht und der sich mit Ihren Beschwerden ernsthaft auseinandersetzt. Dies kann sich in manchen Fällen als schwer gestalten, denn nicht alle Ärzte nehmen sich die Zeit, die zahlreichen Untersuchungen durchzuführen, die notwendig sind, um eine Histaminintoleranz als solche zu erkennen und von anderen Intoleranzen abgrenzen zu können.

Ich hoffe, dass ich Ihnen mit diesem Buch auf Ihrem Weg durch die Histaminintoleranz helfen konnte und Sie erkennen konnten, dass es durchaus eine wirkungsvolle Behandlungsmethode gibt, mit deren Hilfe Sie es schaffen, diese Intoleranz einzudämmen.

Auf diese Weise sollte es Ihnen durchaus möglich sein, trotz einiger Einschränkungen in der Ernährung köstliche Gerichte zuzubereiten und einen normalen Alltag zu leben.

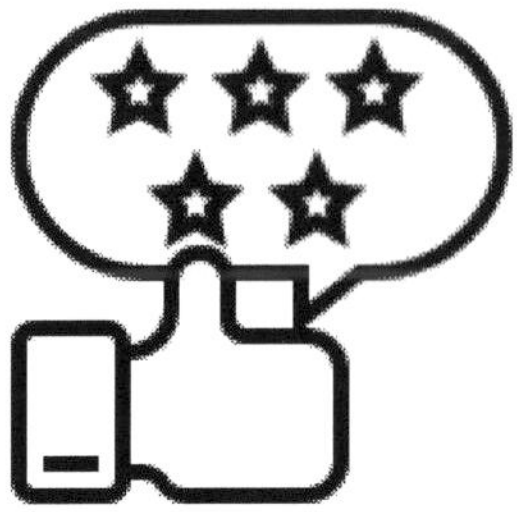

Haftungsausschluss

Der Inhalt dieses Buches wurde mit großer Sorgfalt geprüft und erstellt. Für die Vollständigkeit, Richtigkeit und Aktualität der Inhalte kann jedoch keine Garantie oder Gewähr übernommen werden. Der Inhalt dieses Buches repräsentieren die persönliche Erfahrung und Meinung des Autors und dient nur dem Unterhaltungszweck. Der Inhalt sollte nicht mit medizinischer Hilfe verwechselt werden. Es wird keine juristische Verantwortung oder Haftung für Schäden übernommen, die durch kontraproduktive Ausübung oder durch Fehler des Lesers entstehen. Es kann auch keine Garantie für Erfolg übernommen werden. Der Autor übernimmt daher keine Verantwortung für das Nicht-Erreichen der im Buch beschriebenen Ziele.

Impressum

1. Auflage 2018

Kontakt: Michel Schubert / Ermlinghofer Str. 25 / 44263 Dortmund
Covergestaltung: Pseudonym
Coverfoto: depositphotos.com
/publicdomainvectors.org/pixabay/thenounproject.com

36577815R00069

Printed in Poland
by Amazon Fulfillment
Poland Sp. z o.o., Wrocław